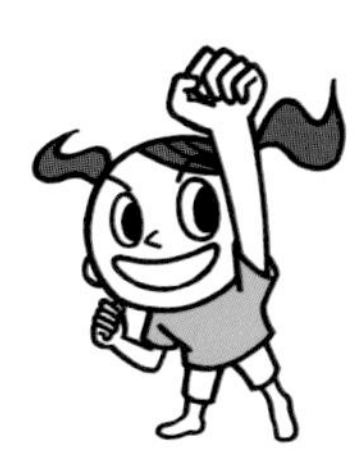

体を使って心を強くしよう！

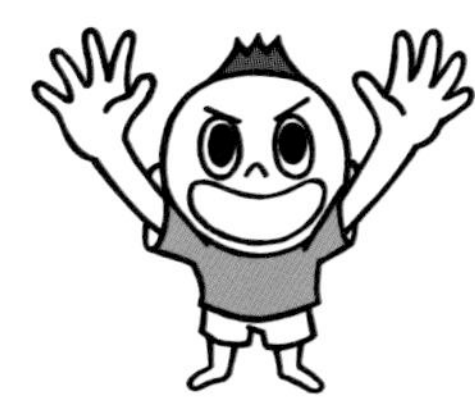

はじめに1（「心が強くなるストレッチ」をつくった大山峻護）

僕は、元格闘家の大山峻護（しゅんご）です。
リング上で、グレイシー一族やミルコ・クロコップ、
ピーター・アーツなどと闘っていたころの僕を、
覚えていてくれる人もいるかもしれませんね。

僕は現役引退後、
楽しみながら心と体を同時に鍛える「ファイトネス」という
トレーニングプログラムで、
高校・大学などの教育機関や企業の社員研修などで指導を続けています。
きっかけは、面識のある経営者の方々から、
ストレスを抱える社員が多くなってきているという話を耳にしたことでした。
「ストレス解消のために体を動かしたいけど、機会がなくてね」

「だったら、僕にお手伝いさせてもらえませんか」

僕のプログラムの基本は、楽しみながら体を動かすこと。
笑顔で気持ちのいい汗を流すこと。
それが強い心をつくることは、
格闘家としての経験からわかっていました。
どんなに強くても、心が乱れれば、試合では勝てませんからね。
はたして、一般の人たちに受け入れてもらえるか。

研修でプログラムを実践したあと、みんな笑顔になっていました。
それが、答えでした。**体を動かせば、心も体も強くなるんです。**

今回、それを科学的な見地から検証してくれたのが、
心を元気にする方法を科学的に研究し、メディアで発信を続ける
明治大学の堀田秀吾先生です。

はじめに2

（「心が強くなるストレッチ」の効果を科学的に裏付けした堀田秀吾）

どうにかして、大山さんの考案したストレッチプログラムを、
もっと世の中の人たちに知ってもらえないだろうか。
私がそういう思いになったのは、
「ファイトネス」の現場を訪ねたときに、
楽しそうにプログラムを実践する人たちを見たからです。

もちろん、**科学的な見地から見ても、**
「ファイトネス」は理にかなっていました。

最近の心理学や脳科学では、
あたま（心）と体では、体が優位、
つまり、体が先だということがトレンドになっています。

脳は、体の器官を通して送られてくる情報を処理して

自分の現在の状態を判断する。
笑顔をつくったり、楽しそうに動いたりすれば、
その情報が送られた脳は「楽しいんだ！」と判断する。
そうすると、脳は体の状態がいっそう楽しくなるように活動する。
楽しみながら体を動かすと笑顔になり、
心がおだやかになるのは当然なのです。

今回この本で紹介する、「心が強くなるストレッチ」は、
わかりやすさを考えて、詳細は省きましたが、
世界中の科学的論文で効果が実証されている動きを取り入れ、
大山さんが独自に考案したものです。
心は体にだまされます。
落ち込んだとき、もやもやするとき、緊張したとき、
ぜひこのストレッチを試してみてください。
きっとだまされたもの勝ちの効果に驚きますよ。

「心が強くなるストレッチ」は、どんなストレスにも効く！

今回は、ストレス値を「唾液アミラーゼモニター」という装置を使って計測しました。

唾液の中には、ストレスによって分泌が変化する物質がいくつかあり、そのひとつがアミラーゼ。ストレスがかかると、唾液に含まれる分泌量が増え数値が上がり、リラックスすると分泌量が減り、数値が下がります。分泌量に関しては個人差があり、量の比較でストレスがかかっているどうかを判別することはできませんが、数値の増減によってストレスの度合いを見ることができます。単位は、KU／L（キロユニットパーリットル）。1リットル中に何KUのアミラーゼが入っているかを表します。

※唾液アミラーゼの数値には個人差があります。

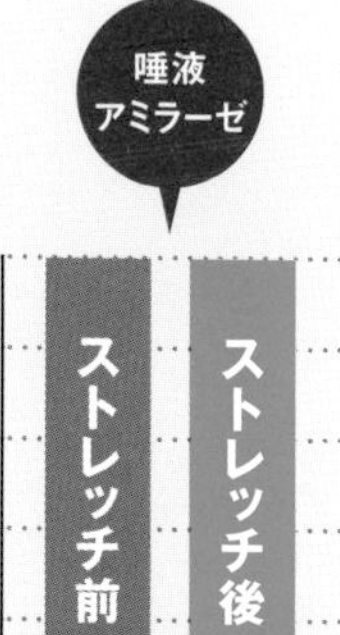

体を動かすだけで元気になりました！

細野 康子さん（女性・40代）

血流がよくなり、気持ちが上向き、楽しい気分になりました。

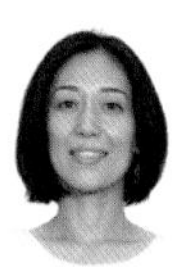

朝比奈 樹さん（男性・30代）

動いていると、自然に笑顔になっていましたね。

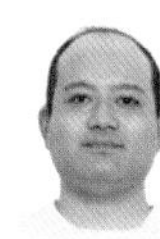

坂川 良さん（男性・30代）

体と心って、つながっているんだなと実感しました。

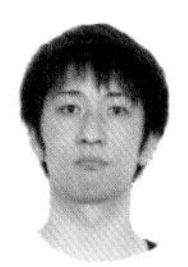

木村 リサさん（女性・30代）

ストレスがたまっている友人に教えたいです。

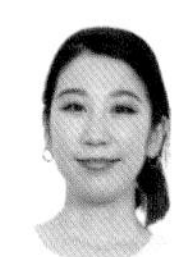

湖霧 晴さん（女性・30代）

体を動かしたら、気持ちがとてもHappyになりました。

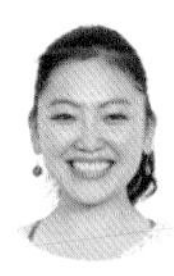

堀江 政成さん（男性・20代）

とても元気が出てきて、スッキリしました。

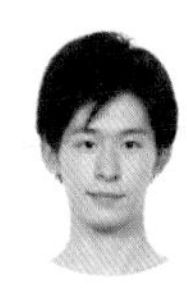

梅山 真衣さん（女性・20代）

体がほぐれて、イライラとした気持ちもほぐれました。

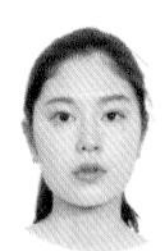

半沢 亜里沙さん（女性・20代）

仕事の合間にできるので、休憩中にもやりたい。

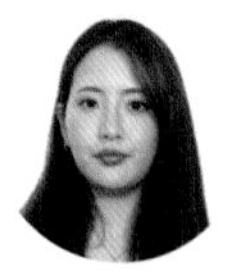

Scene - 01

やる気のスイッチを入れて、気分を上げたい

※やる気が出るストレッチは、元気度の目安となる心拍数も計測しました。数値が上がれば、やる気が上がったというひとつの目安です。

心拍数も
90 ▶ 101で
元気度上昇！

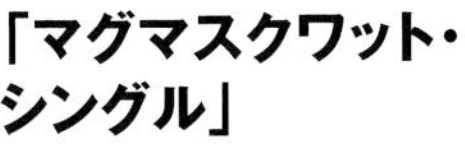

「マグマスクワット・シングル」
（詳しいやり方は P51で）

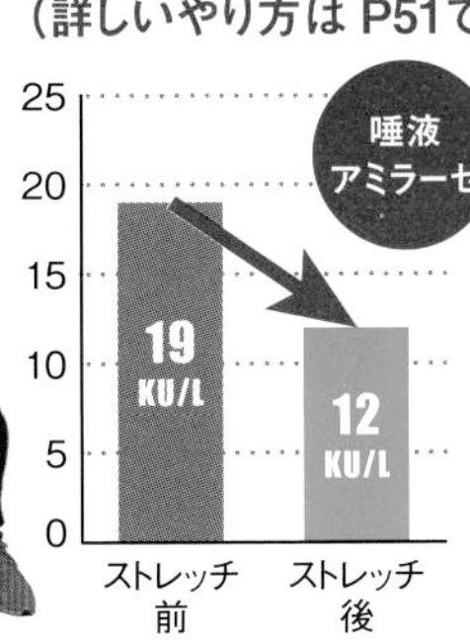

心拍数も
71 ▶ 92で
やる気アップ！

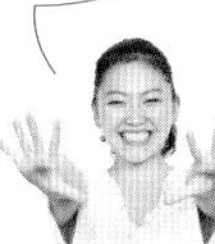

「ポジティブドカーン」
（詳しいやり方は P33で）

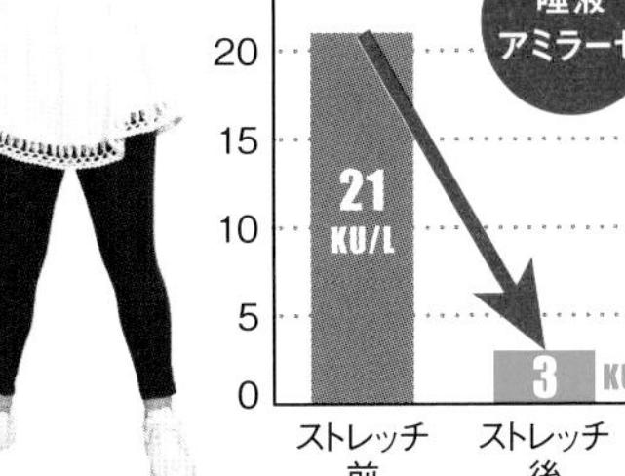

こんなときに……

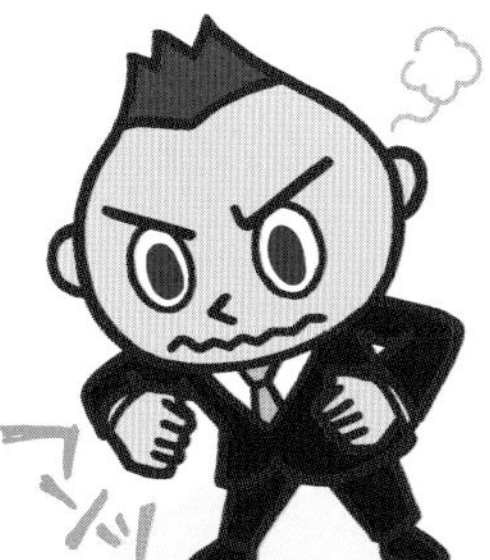

大仕事の前にエンジンをかけたいとき

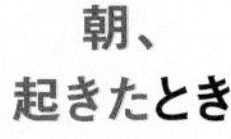

朝、起きたとき

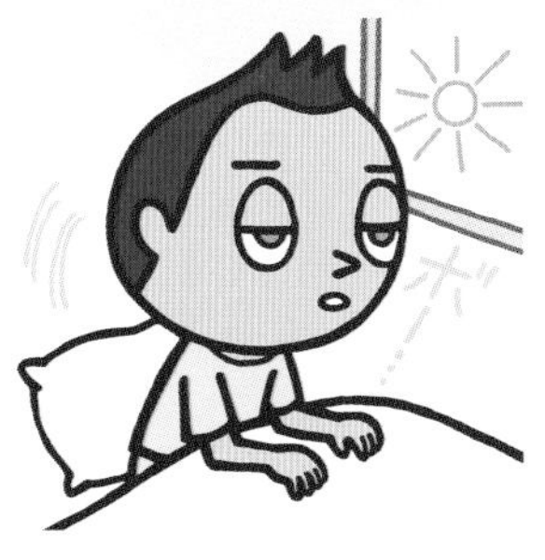

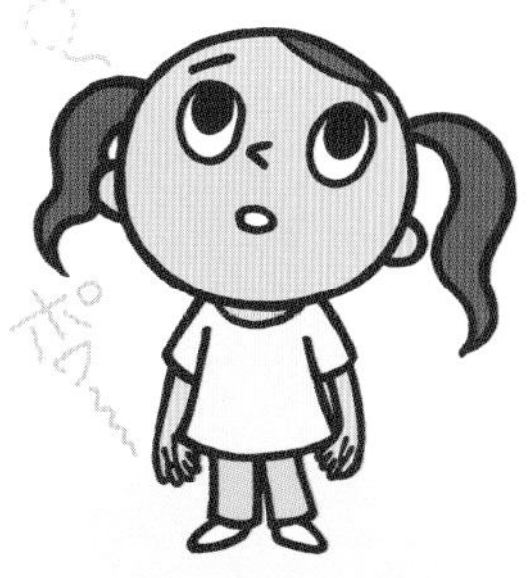

長期休暇から戻るとき

Scene - 02

イライラ、もやもや……、ストレスがたまっている

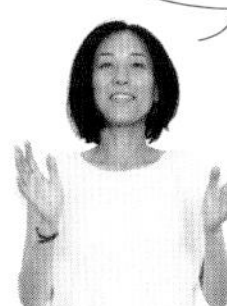

「パチパチジャンプほぐし」
（詳しいやり方は P69で）

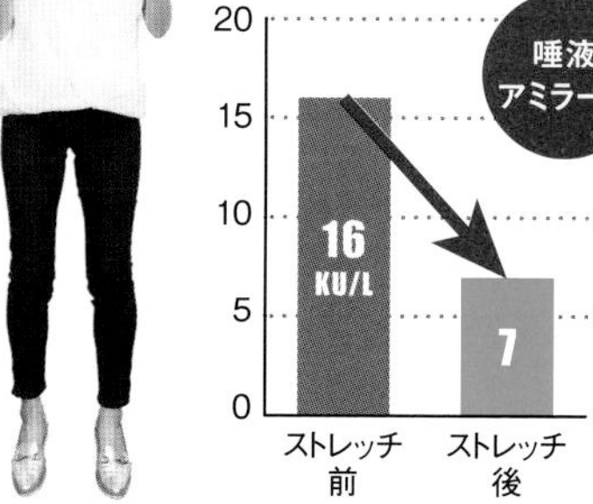

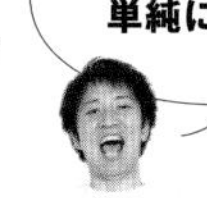

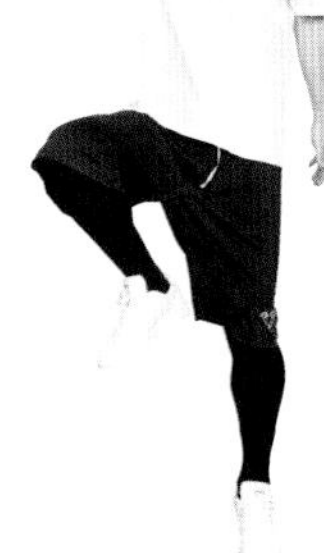

「笑顔スキップ」
（詳しいやり方は P76で）

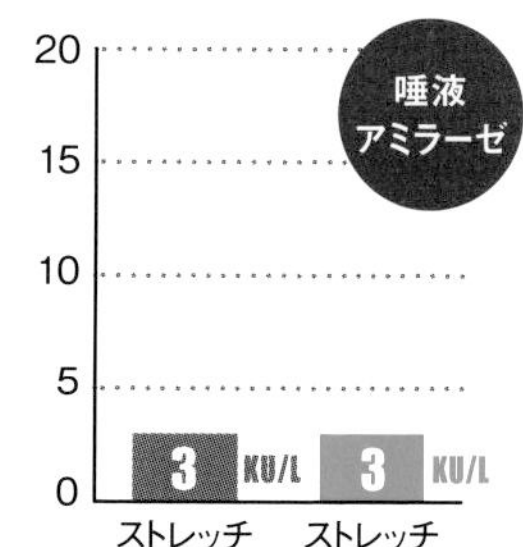

こんなときに……

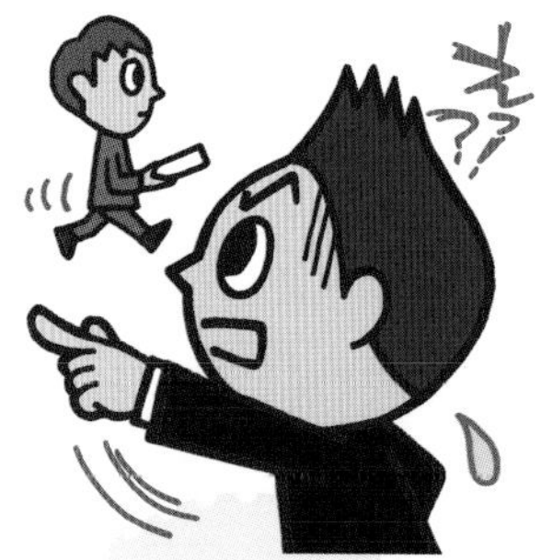

部下が言うとおりに動いてくれないとき

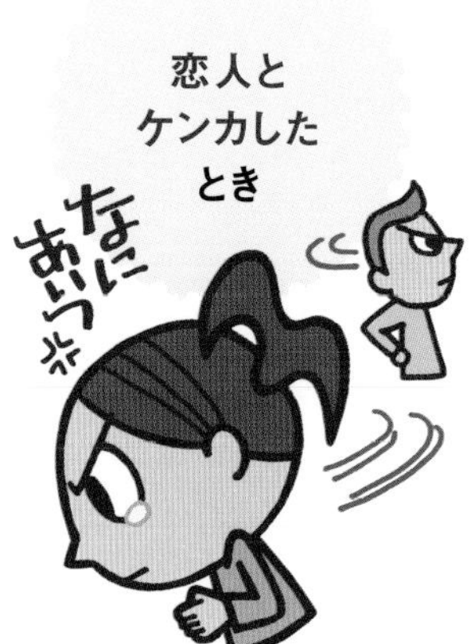

恋人とケンカしたとき

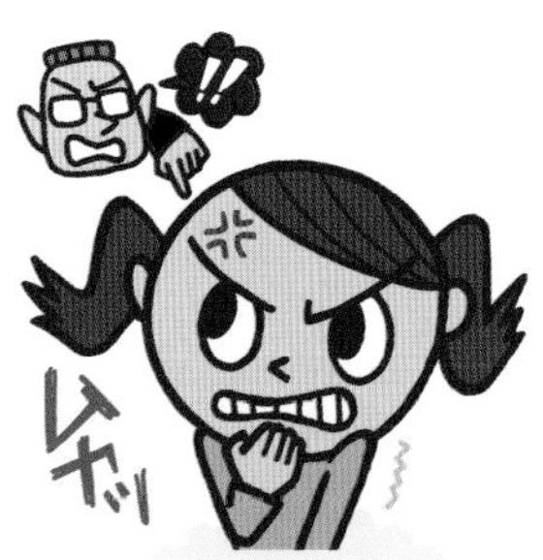

理不尽に怒られたとき

Scene - 03

ボコボコにへこんで沈んだ気持ちを切り替えたい

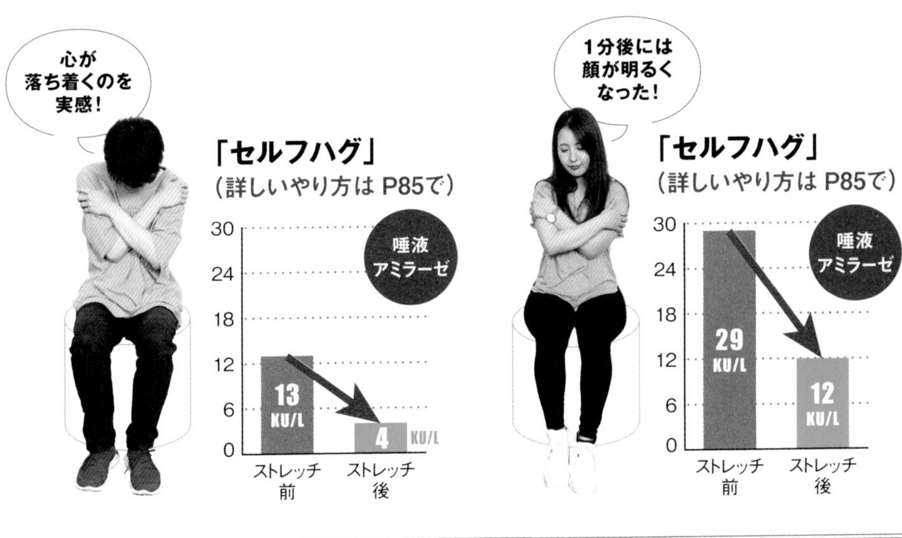

こんなときに……

仕事でミスをしたとき

大切なものをなくしたとき

誰かにひどいことを言われたとき

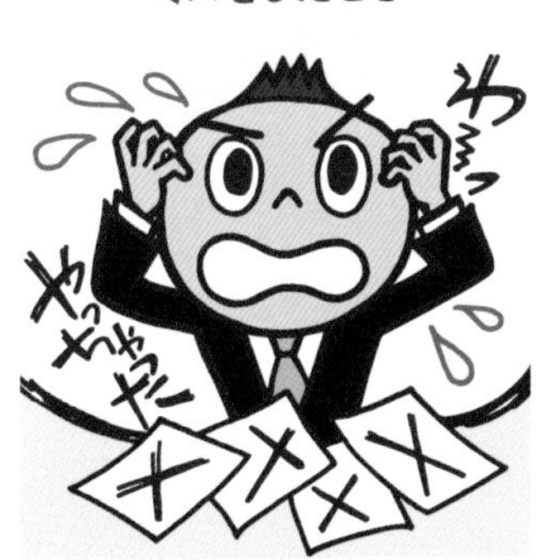

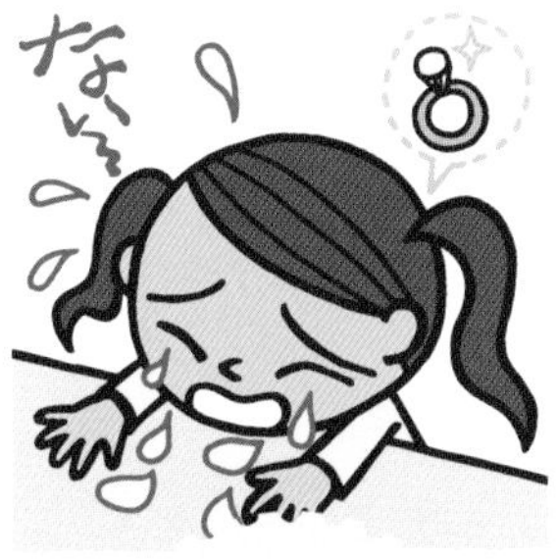

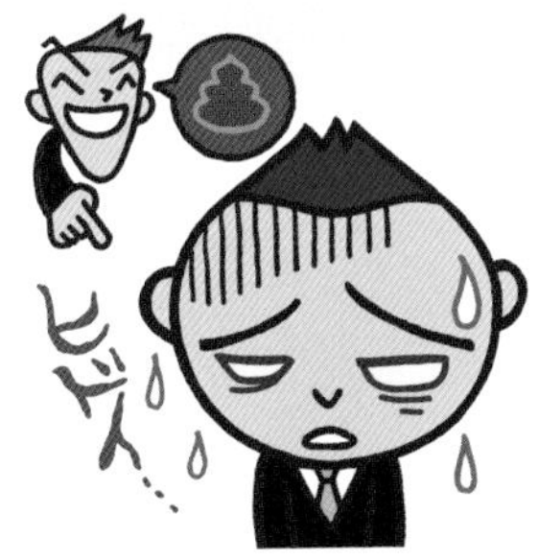

Scene - 04

ピリピリ緊張して、リラックスできない

体を動かして
いたら口角も
上がった！

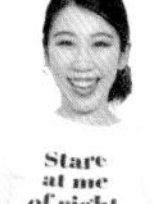

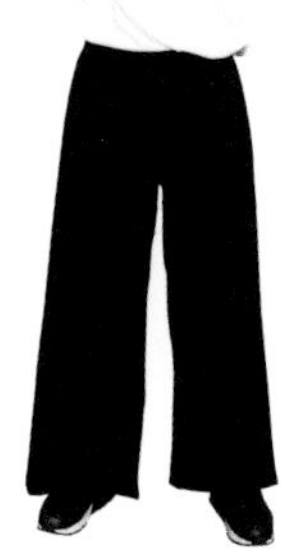

「全方位
肩甲骨伸ばし」
（詳しいやり方は P104で）

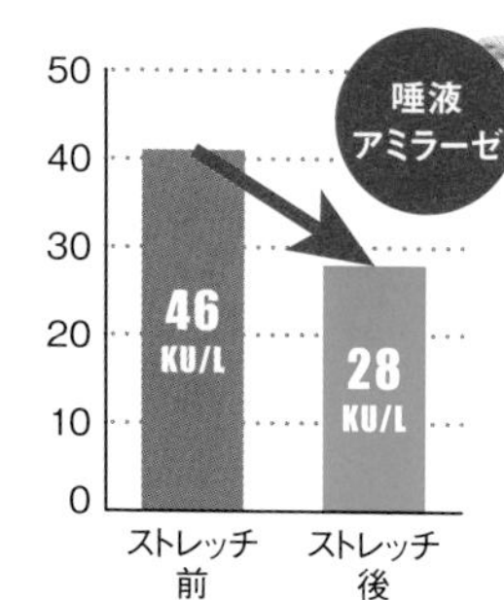

簡単だけど
心が軽くなった！

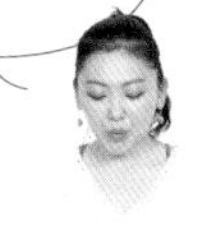

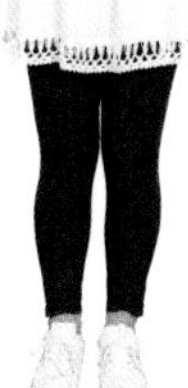

「ポジティブ深呼吸」
（詳しいやり方は P97で）

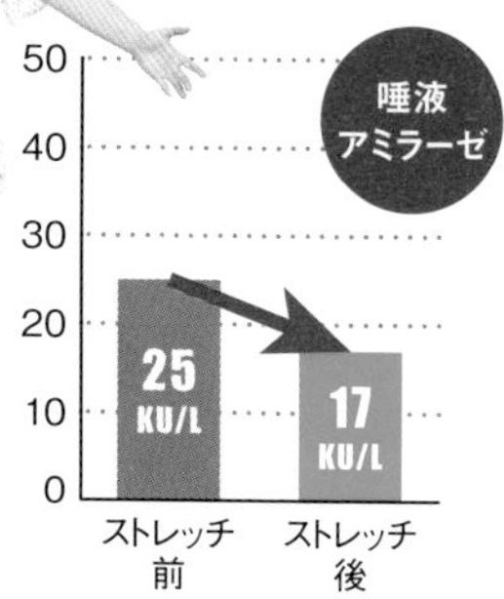

こんなときに……

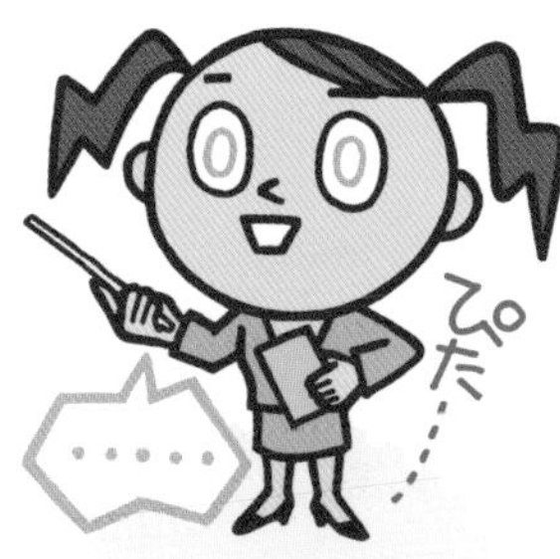

頭が真っ白に
なったとき

体がガチガチに
なったとき

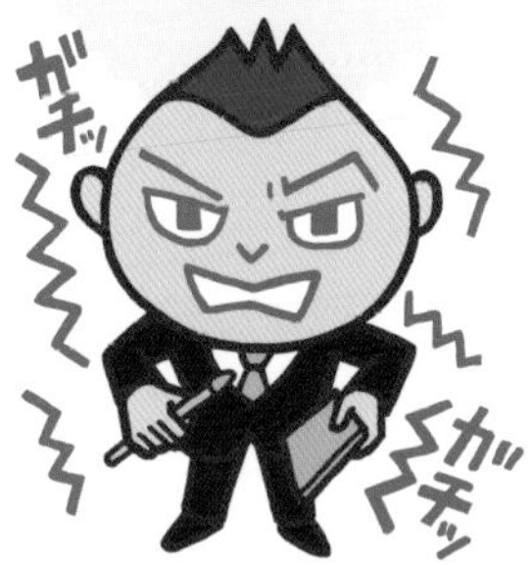

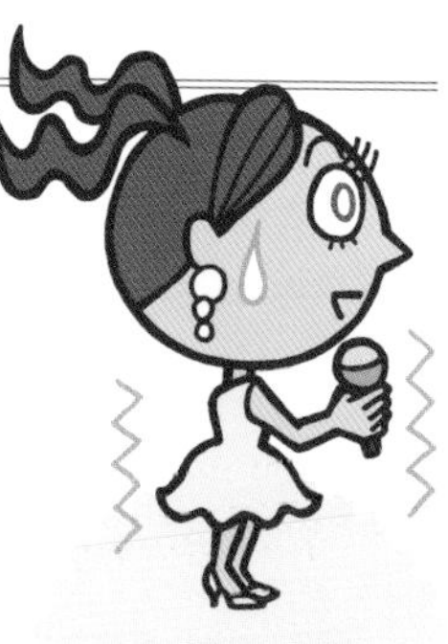

スピーチを
頼まれたとき

Scene - 05

集中できない……

ひと突きごとに
ポジティブに!

「ポジティブ正拳突き」

(詳しいやり方は P117で)

唾液アミラーゼ

	ストレッチ前	ストレッチ後
唾液アミラーゼ	14 KU/L	9 KU/L

力を抜いた
だけで体が
ほぐれた!

「完全脱力」

(詳しいやり方は P113で)

唾液アミラーゼ

	ストレッチ前	ストレッチ後
唾液アミラーゼ	12 KU/L	4 KU/L

こんなときに……

違うことを
考えてしまって
いるとき

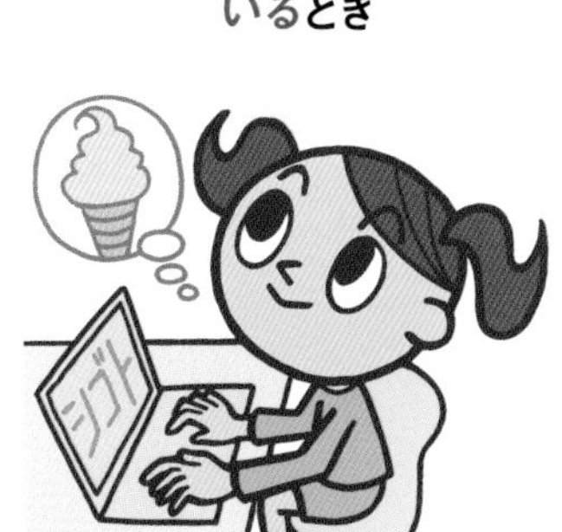

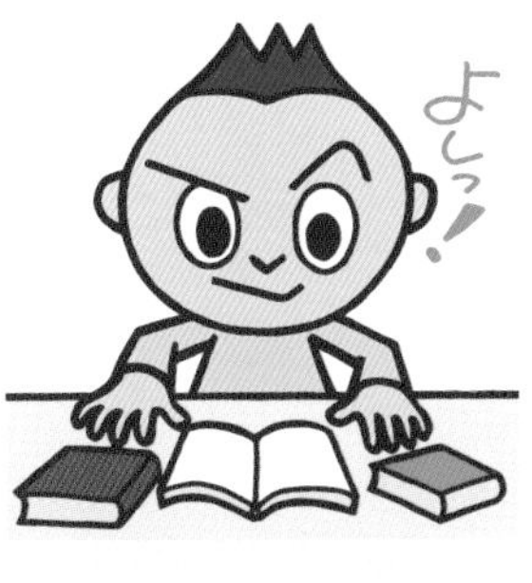

勉強を
はじめるとき

気持ちが
そわそわ
落ち着かない
とき

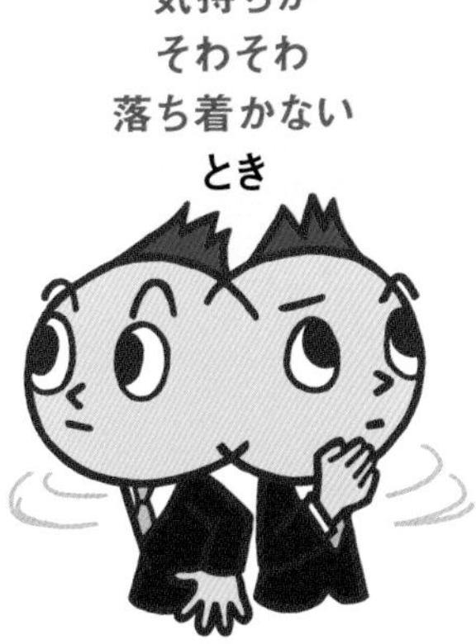

やる気が起きない、イライラする、落ち込む……。

心の状態が悪くなるのは、

「今、自分は楽しくない、ツライ」と、脳が判断しているからです。

そうなると、脳内に分泌されているホルモンのバランスが崩れ、

体の機能を維持している自律神経も乱れてきます。

長く続くと、さらに心や体の状態が悪くなります。

つまり、脳内のホルモンと自律神経を整えられれば、脳の認識が変わり、

前向きで、おだやかな心になれるということです。

それができるのが、「心が強くなるストレッチ」。

具体的には、

①体を使って脳をだます

②体を動かして脳内ホルモンと自律神経を整える

という方法になります。

動作は簡単。

例えば、
笑顔をつくりましょう。
リズミカルに体を動かしましょう。
大きく呼吸をしてみましょう。

それだけで、
じわじわとやる気が起きてきます。
なかなかおさまらなかったイライラが消えていきます。
ネガティブだった心が前向きになります。

それでは、みなさん、
「心が強くなるストレッチ」で強いメンタルを手に入れましょう。

目次

index

PART 3

イライラ、もやもや……ストレスを解消するストレッチ

PART 4

ボコボコにへこんで沈んだ気持ちを切り替えるストレッチ

PART 5

緊張をほぐし、リラックスするストレッチ

PART 6

集中力を高めるストレッチ

※全てのストレッチは、痛みなどある場合は決して無理をしないでください。
※効果の感じ方には個人差があります。

主な参考文献

Church, D., Stapleton, P., Yang, A., and Fred Gallo, F. (2018) Is Tapping on Acupuncture Points an Active Ingredient in Emotional Freedom Techniques? A Systematic Review and Meta-analysis of Comparative Studies. *Journal of Nervous and Mental Disease*, 206, 783–793.

Finkel, E. J., DeWall, C. N., Slotter, E. B., Oaten, M., and Foshee, V.A. (2009). Self-Regulatory Failure and Intimate Partner Violence Perpetration. *Journal of Personality and Social Psychology*, 97(3), 483-99.

上大岡トメ・池谷裕二 (2008).『のうだま　やる気の秘密』幻冬舎.

Kraft, T. L. and Pressman, S. D. (2012). Grin and bear it: the influence of manipulated facial expression on the stress response. *Psychological Science*, 23 (11), 1372-8.

Pels, F. and Kleinert, J. M. (2016). Does exercise reduce aggressive feelings? An experiment examining the influence of movement type and social task conditions on testiness and anger reduction. *Perceptual and Motor Skills*, 122(3), 971-987.

Peper, E. and Lin, I (2012), Increase or Decrease Depression: How Body Postures Influence Your Energy Level. *Biofeedback*, 40 (3), 125-130.

Peterson, C. K., Shackman, A. J., and Harmon-Jones, E. (2008). The role of asymmetrical frontal cortical activity in aggression. *Psychophysiology*, 45, 86-92.

Puetz, T.W., Flowers, S.S., and O'Connor, P.J. (2008). A randomized controlled trial of the effect of aerobic exercise training on feelings of energy and fatigue in sedentary young adults with persistent fatigue. *Psychother Psychosom*, 77, 167–174.

Randolph, D. D., and O'Connor, P. J. (2017). Stair walking is more energizing than low dose caffeine in sleep deprived young women. *Physiology & Behavior*, 174, 128-135.

Rogge, A-K., Röder, B., Zech, A., Nagel, V., Hollander, K., Braumann, K-M., Hötting, K. (2017). Balance training improves memory and spatial cognition in healthy adults. *Scientific Reports*, 7, 5661.

Sumioka, H., Nakae, A., Kanai, R. and Ishiguro, H. (2013). Huggable communication medium decreases cortisol levels. *Scientific Reports*, 3, 3034.

Tsuchiya, M., Manabe Y., Yamada, K., Furuichi, Y., Hosaka, and M., Fujii, N. (2013). Chronic exercise enhances insulin secretion ability of pancreatic islets without change in insulin content in non-diabetic rats. *Biochemical and Biophysical Research Communications*, 430, 676-682.

Wilkes, C., Kydd, R., Sagar, M., and Broadbent, E. (2016). Upright posture improves affect and fatigue in people with depressive symptoms. *Journal of Behavior Therapy and Experimental Psychiatry*, 54, 143-149.

Ziegler, D. A., Simon, A. J., Gallen, C. L., Skinner, S., Janowich, J. R., Volponi, J. J., and Gazzaley, A. (2019). Closed-loop digital meditation improves sustained attention in young adults. *Nature Human Behaviour*, 3(7), 746–757.

この本で紹介する「心が強くなるストレッチ」は、男性も女性も、お子さんからシニアの方まで、みんなが楽しくできるように、工夫がされています。シーンや目的にあわせて、いろいろなストレッチを紹介していますので、自分にあったもの、自分が好きなもの、やりたいものを自由に選べます。

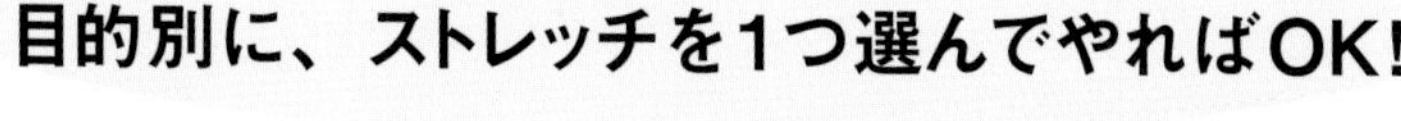

目的別に、ストレッチを1つ選んでやればOK!

この本では、シーンや目的ごと10～20種類程度のストレッチを紹介します。その日の気分で、好きなストレッチを選んでください。基本的に1回1ストレッチでOKです!

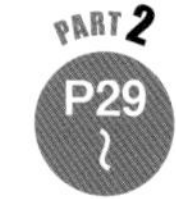

PART 2 P29～ やる気のスイッチを入れて、気分を上げるストレッチ

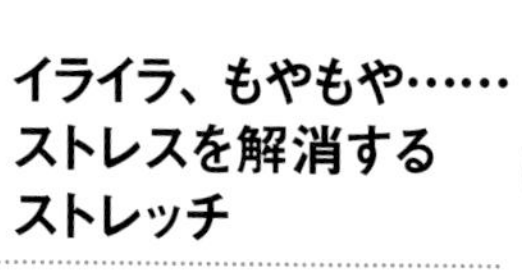

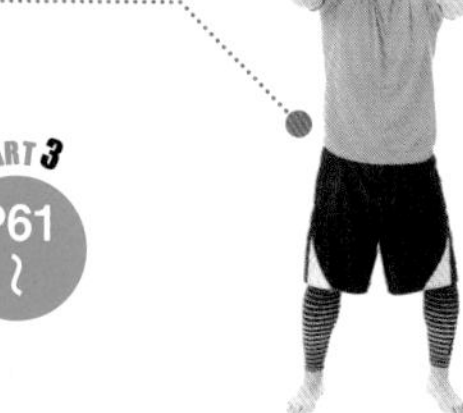

PART 3 P61～ イライラ、もやもや……ストレスを解消するストレッチ

PART 4 P81～ ボコボコにへこんで沈んだ気持ちを切り替えるストレッチ

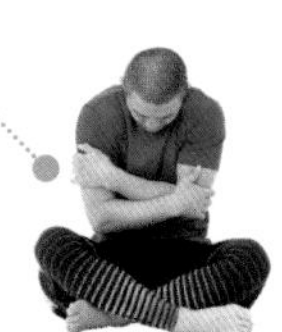

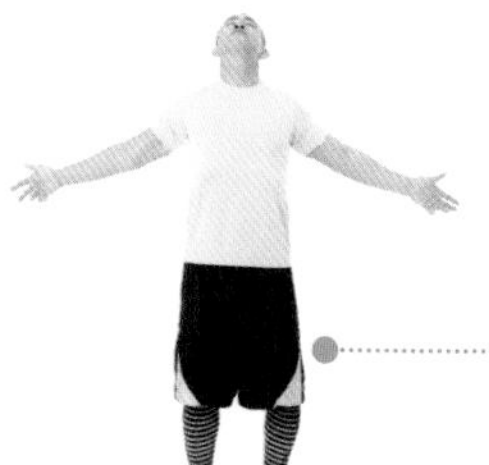

PART 5 P93～ 緊張をほぐし、リラックスするストレッチ

PART 6 P109～ 集中力を高めるストレッチ

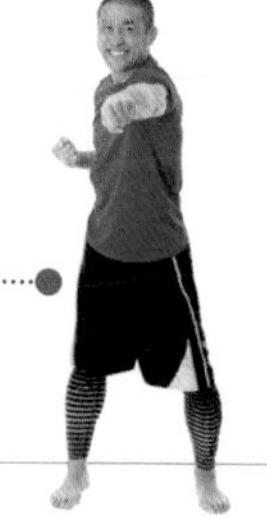

How to use a book この本の使い方

迷ったら「イチ押しマーク」のストレッチで！

イチ押しマークがあるストレッチは、特に効果が出やすいものです。時間がないときや、何をやったらいいか迷ったときには、マークがついたストレッチをするようにしてください。

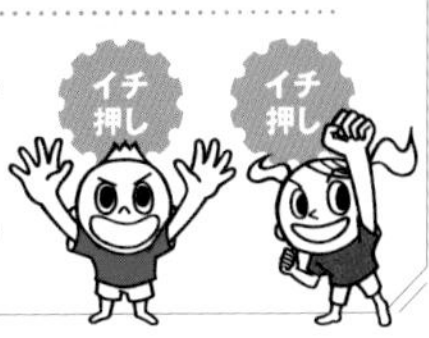

バリエーション豊かな楽しいストレッチで飽きない！

心を強くするには、気持ちの切り替えがうまくできるようになることが大切。気持ちの切り替えスイッチは、体を動かすと入ります。体と心のつながりが強ければ強いほど、そのスイッチが入りやすくなります。
この本で紹介するストレッチを毎日続けると、体と心のつながりが強化されます。バリエーション豊かにいろんなストレッチを紹介していますので、飽きずに楽しく続けられます。

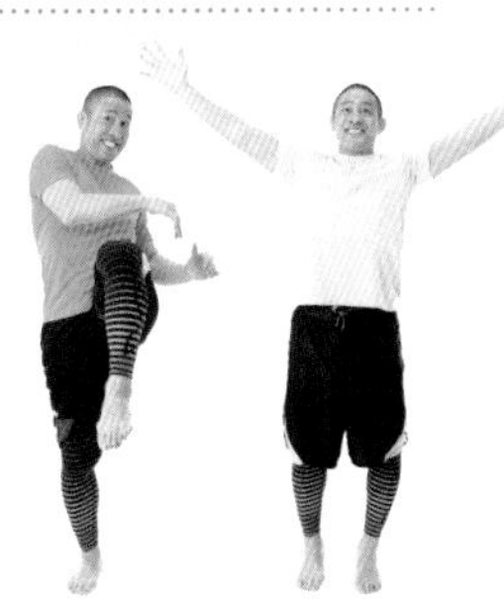

体の筋肉や柔軟にも効く！

この本で紹介するストレッチの中には、心を強くするだけでなく、同時に筋肉を強くしたり、体の柔軟性を高めたり、体を鍛えることができるものもあります。ひと目でわかるマークがついていますので、ぜひチェックしてみてください。

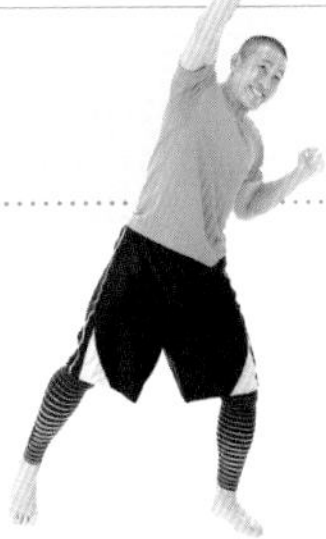

「心が強くなるストレッチ」で、心と体を元気に！

ページの見方

紹介するストレッチは、心を強くするだけでなく、体の柔軟性をアップするストレッチや、筋力アップもできるストレッチがあり、それらがひと目でわかるようになっています。

心に効く ＋ 筋肉に効く

心に効く ＋ 柔軟に効く

ストレッチ動作は、順番通りに行えば簡単にできるものばかりです。ポイントを意識すると、さらに効果を得られやすくなります。

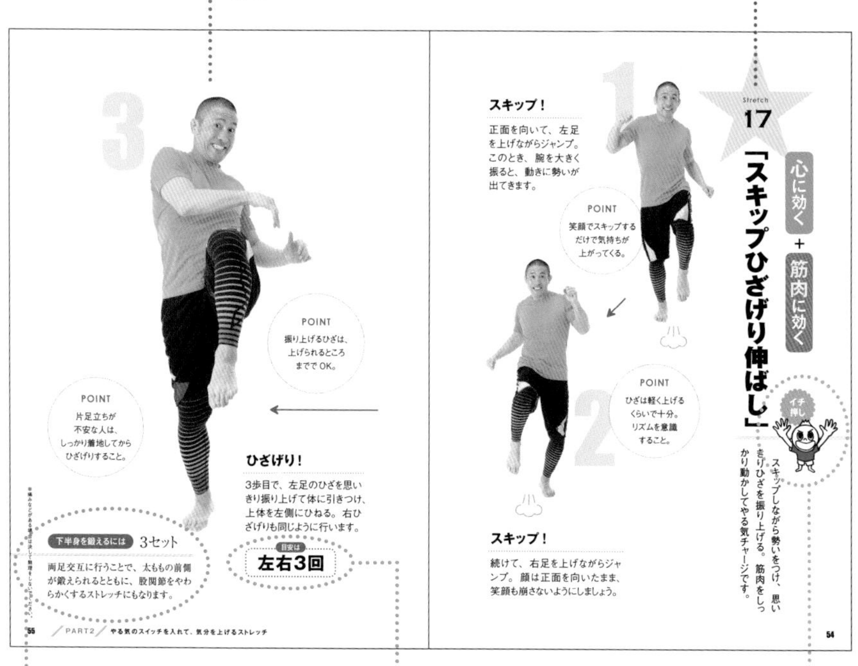

Stretch 17

「スキップひざげり伸ばし」

心に効く ＋ 筋肉に効く

スキップしながら勢いをつけ、思いきりひざを振り上げる。筋肉をしっかり動かしてやる気チャージです。

イチ押し

1 スキップ！

正面を向いて、左足を上げながらジャンプ。このとき、腕を大きく振ると、動きに勢いが出てきます。

POINT 笑顔でスキップするだけで気持ちが上がってくる。

2 スキップ！

続けて、右足を上げながらジャンプ。顔は正面を向いたまま、笑顔も崩さないようにしましょう。

POINT ひざは軽く上げるくらいで十分。リズムを意識すること。

3 ひざげり！

3歩目で、左足のひざを思いきり振り上げて体に引きつけ、上体を左側にひねる。右ひざげりも同じように行います。

POINT 振り上げるひざは、上げられるところまででOK。

POINT 片足立ちが不安な人は、しっかり着地してからひざげりすること。

目安は 左右3回

下半身を鍛えるには 3セット

両足交互に行うことで、太ももの前側が鍛えられるとともに、股関節をやわらかくするストレッチにもなります。

55 PART2 やる気のスイッチを入れて、気分を上げるストレッチ

54

ストレッチの基本回数、所要時間です。あくまでも目安ですので、自分のできる範囲で行いましょう。特に「柔軟に効く」「筋肉に効く」ストレッチは、無理しないようにしてください。

著者のイチ押しストレッチには、「イチ押し」マークが付いています。何をやればいいか迷ったときは、イチ押しマークのストレッチを行ってみましょう。

「柔軟に効く」「筋肉に効く」ストレッチには、エクササイズとして活用するときの頻度を掲載しているものもあります。もっと体をほぐしたいとか、筋力をアップしたいというときは、このセット数を目安にしましょう。

PART 1

なぜ体を動かせば メンタルが 強くなるのか

気持ちの切り替えができる人が「心が強い人」だ

メンタルの強い人は、実は、気持ちの切り替えがうまい人です。
メンタルが弱い人は、気持ちの切り替えがうまくいかない人です。

気持ちの切り替えがうまくいけば、メンタルは強くなります。

では、どうすればいいのか?
頭で考えても、うまくいきません。
なぜなら、**気持ちの切り替えスイッチは、体にある**からです。
気持ちがへこんだら、体を動かす。もやもやしたら、体を動かす。緊張してきたら体を動かす。体を動かして気持ちの切り替えスイッチを入れると、しなやかで、折れない強いメンタルが手に入ります。

なぜ、そんなことが起こるのか？

科学的に説明しましょう。

気持ちがへこんだり、もやもやしたり、緊張してきたりすると、ノルアドレナリンやドーパミン、セロトニンなどの脳内ホルモンの分泌のバランスが悪くなります。加えて、自律神経のバランスも崩れます。

この状態を元に戻してくれるのが、体です。

体を動かすと、脳内ホルモンの分泌が正常になり、自律神経のバランスが整います。するとストレスの感じ方や、気持ちの状態が変わります。心の感受性、しなやかさや強さも変わってくるのです。

つまり、**体で心をコントロールする**のです！

その方法が、本書で紹介する「心が強くなるストレッチ」。

あなたも、体を使って、気持ちの切り替えができるようになりましょう。

楽しいから笑うのではなく、笑うから楽しくなる

「心が強くなるストレッチ」の基本法則のひとつは、**体を使って脳をだまし、ポジティブな感情をつくる**ことです。

脳は、かなり孤独です。

暗い頭蓋骨の中に閉じこもっていて、自分自身では見ることも、聞くことも、感じることも何もできません。頼りにしているのは、体のあらゆる感覚器から送られてくる情報。脳は、その情報を元に、いろいろと判断したり、感情をつくり出したりしています。

ですから、**体からポジティブな情報を脳に送れば、「私は今、ポジティブモードだ！」と脳をだますことができる**のです。

例えば、笑顔をつくるとか、上を見るとか、滑稽（こっけい）な動きをするとか……。そうした動作は、脳の中に楽しい、うれしいものとインプットされているため、ポジティブな感情が芽生えてくることになります。

楽しいから笑うのではなく、笑うから楽しくなるのです。

脳をだますには、感覚器としての筋肉を利用するという方法もあります。

筋肉は体を動かす器官ですが、体を動かしたときの筋肉の長さや張力などの変化を脳に伝える感覚器でもあります。私たちが目を閉じていても、どの関節がどのくらい曲がっているのかわかるのは、その情報が脳に伝わっているからです。

例えば、体が緊張でガチガチになっているときに、手足を動かしてみる、歩いてみるだけで緊張がやわらぎます。それは、**筋肉の張力がゆるむと、脳が「リラックスしていいんだ」と判断する**からです。

哲学者のアリストテレスは、散歩しながら思案したり、弟子と議論を交わしたりしたといいます。当時はまだ解明されていたことではありませんが、経験的に、軽度の運動は脳のはたらきをよくすることに気づいていたのでしょう。

筋肉をよく動かすと、脳は幸せになる

「心が強くなるストレッチ」の基本法則のもうひとつは、**体を動かすことで、直接的に脳内ホルモンや自律神経のバランスを整える**ことです。

あなたは、運動した後に気持ちがよくなったり、頭がスッキリしたり、やる気が起きたりしたことはありませんか？　仕事や勉強の合間の散歩やジョギングが、気分転換になったことはありませんか？

体を動かした後に、さっきまでと心の状態が変わったと感じるのは、脳の状態が変わるからなのです。

例えば、**運動すると、心を安定させるホルモン、別名「幸せホルモン」とも呼ばれる、セロトニンの分泌が増える**といわれています。

過剰に分泌すると心の状態が悪くなるノルアドレナリンとドーパミンですが、少なすぎると逆に意欲が低下したり、注意力が散漫になったりします。この2つのホルモンも、運動によって適度に分泌されます。

ノルアドレナリンが出てくると脳が目覚めてはたらき出し、自尊心の回復にもつながります。

ドーパミンが出てくると、気持ちが前向きになり、注意力が高まります。

運動後に気持ちよくなるのは、自律神経のバランスも関係しています。

筋肉を動かしていると交感神経が活性化しますが、運動後はスッと活性化が落ちます。**体が急激に休息モードになることで副交感神経が優位になり、気分がよくなってリラックスする**のです。

セロトニンは、この副交感優位の時間にも分泌量が増えるといわれています。

運動と脳の関係がわかりはじめたのは最近のことですが、その強い結びつきは日々明らかになってきています。

体にいいことは、心にもいい

「心が強くなるストレッチ」の基本は、

①体を使って脳をだます

②体を動かして脳内ホルモンと自律神経を整える

ということです。そうすることで、ネガティブな心をポジティブに転換します。

さらに「心が強くなるストレッチ」には、メンタルを強くするだけでなく、**脳のはたらきをよくする効果もあります。**というのは、体を動かすと、脳の中の記憶を司る部位（海馬）が強化され、脳のはたらきがよくなるからです。

もちろん、体を動かすメソッドですから、筋力維持や心肺機能を高める効果もあります。本書の中で、毎日のエクササイズとして活用できるメニューも紹介しています。

体にいいことは、心にもいいことなのです。

PART 2

やる気のスイッチを入れて、気分を上げるストレッチ

体を動かすだけでやる気がじわじわ出てくる

ＰＡＲＴ２では、やる気を出すストレッチを紹介します。

気分を上げたい、やる気を起こしたいときは、まず体を動かすこと。

立ち上がる、手を動かす、歩くなど、とにかく体を動かすと、やる気の原動力となるドーパミンやノルアドレナリンが分泌され、自然とやる気が出てきます。**激しく体を動かす必要はなく、スポーツの前の準備運動のように、軽く体を動かすだけ**で、じわじわとやる気が出てきます。

問題なのは、意欲が低下しているときです。

長期間のストレスとの戦いが続くと、脳のはたらきが鈍くなり、やる気や集中力を高めるノルアドレナリンやドーパミンの量が不足してしまいます。原因は、ストレス反応で分泌されるコルチゾールというホルモン。

その場合は、**セロトニンを増やし、コルチゾールの影響を弱める**ことも必要になります。

PART2のストレッチは こんなときにオススメ！

- **気持ちを整理する時間がない** とき……。
- **朝から勢いをつけたい** とき……。
- **もうひと踏ん張りしたい** とき……。
- **大きな仕事の前にやる気をMAXにしたい** とき……。
- **後ろ向きになりそうな** とき……。
- **休み時間に気持ちがなかだるみしている** とき……。
- **長期休暇で気持ちがゆるんでしまっている** とき……。
- **なんとなく体がだるく感じる** とき……。
- **意欲が低下して何もやる気が起きない** とき……。
- **寝起きと同時に気持ちを上げたい** とき……。

5秒でやる気が出てくる1ポーズのストレッチから、
大きく体を動かすストレッチまで、
さまざまなシーンに合わせて活用してください。

脳をだましてドーパミンを出す

やる気が起きているときの脳は、同じ場所にある「線条体（せんじょうたい）」と「淡蒼球（たんそうきゅう）」という部位が活発になっています。

この線条体と淡蒼球を活発にするのは、脳ではなく、体の動きです。

卵を割らずにそっと握ったり、一度覚えるといつでも自転車に乗れたりするなどの無意識な運動に深くかかわっているのが、線条体と淡蒼球。しかも線条体には、やる気をつくるホルモンであるドーパミンを分泌する、「側坐核（そくざかく）」という部位があります。

つまり、**あれこれ考えて悩んでじっとしているのではなく、何も考えずとりあえず体を動かすとやる気が起きる。**そして、その動きでドーパミンが分泌されて、さらにやる気が起きるという好循環になるのです。

体を動かせば、脳もどんどん覚醒（かくせい）してきます。あわせて**体からポジティブな情報を送れば、さらにドーパミンがどんどん分泌されます。**

Stretch 1

心に効く「ポジティブドカーン」

イチ押し

腕を前に突き出す簡単アクション。気持ちが上がってきたら、そのまま仕事や勉強に取り組みましょう。

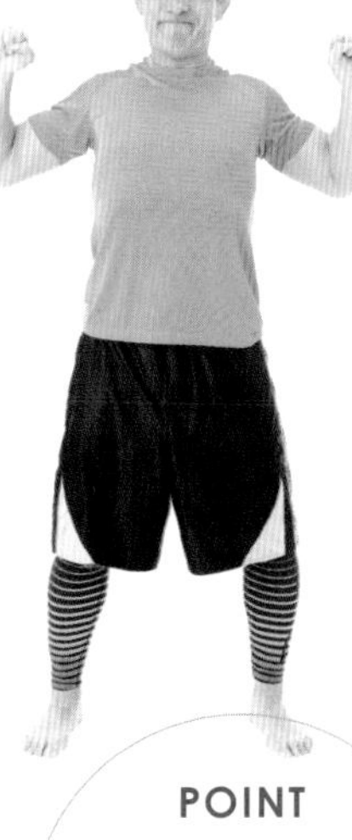

拳を握って、胸を張って

足を肩幅に開いて立ち、顔の横で両拳を握り、胸を張ります。

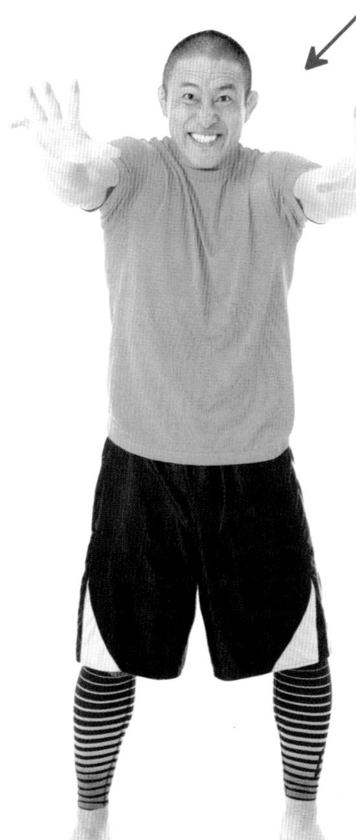

POINT

ひじが伸びきるまで前に突き出すようにすると、気持ちが前向きになる。

両手を突き出す

拳を開きながら、両手を前に力いっぱい突き出します。**1**〜**2**を5回繰り返しましょう。

目安は **5回**

※痛みなどがある場合は決して無理をしないでください。

Stretch

2

心に効く

「上向き感謝ストレッチ」

楽しくて、ワクワクして、うれしくて、感謝する気持ちを込めた1ポーズで、すぐにテンションが上がります。

※痛みなどがある場合は決して無理をしないでください。

POINT

感謝を表現する手の形は、指先が天に向けられていればOK。

POINT

ネガティブなイメージはNG。ワクワク楽しいイメージを思い浮かべて笑顔に。

満面の笑みで感謝のポーズ

足を肩幅に開いて立ち、顔を上げて、背中を伸ばしたら、両腕を上げ手のひらを開き、笑顔で5秒キープします。

目安は
5秒

Stretch 3

心に効く「サイレントガッツポーズ」

右手でも、左手でも、両手でもガッツポーズをつくるだけで、体中にやる気がみなぎってきます。

片手で

イスに座り、片方の手でガッツポーズをつくり、5秒キープします。もう片方の手はひざの上に。

目安は **5秒**

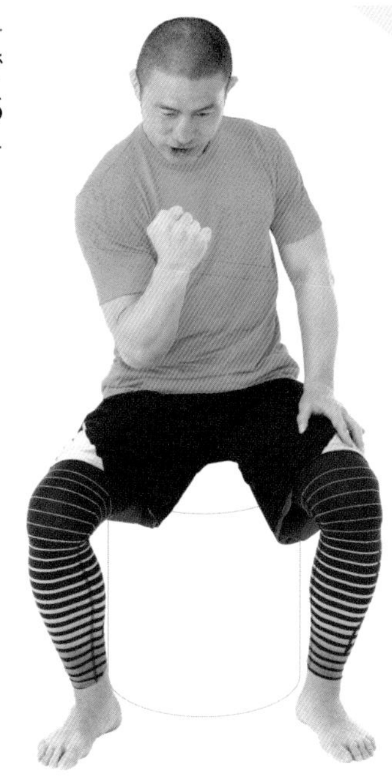

POINT

絶対に負けない、という強い思いを込めて拳を見つめる。

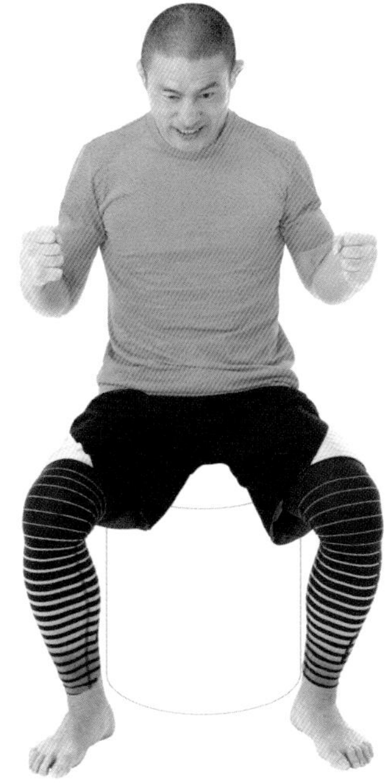

POINT

両方の腕に思いきり力を込めて、力強く拳を握る。

両手で

イスに座り、負けないという表情をつくりながら、両方の手でガッツポーズをつくり、5秒キープします。

目安は **5秒**

※痛みなどがある場合は決して無理をしないでください。

Stretch 4

心に効く

「レッツゴーもも上げ」

よーいどんのかまえから、目線を上げたまま、手と足を振り上げると、前向きな気持ちになります。

※痛みなどがある場合は決して無理をしないでください。

POINT

目線は上に向けたままでポーズをつくる。

POINT

手は拳を握らなくてもOK。ただし肩の力は抜いておくこと。

POINT

腰を落としすぎたり、後ろに引きすぎたりしないように。

1

レッツ！

腰を少し落とし、目線を上に向け、よーいどんのポーズをつくります。

2

ゴー！

背伸びするように、後ろ足と後ろの腕を振り上げましょう。左右交互に5回行いましょう。

目安は

左右5回

Stretch 5

心に効く「ワクワクストレッチ」

笑顔のマッスルポーズからリズミカルに左右に倒して、交感神経を刺激して活発にしましょう。

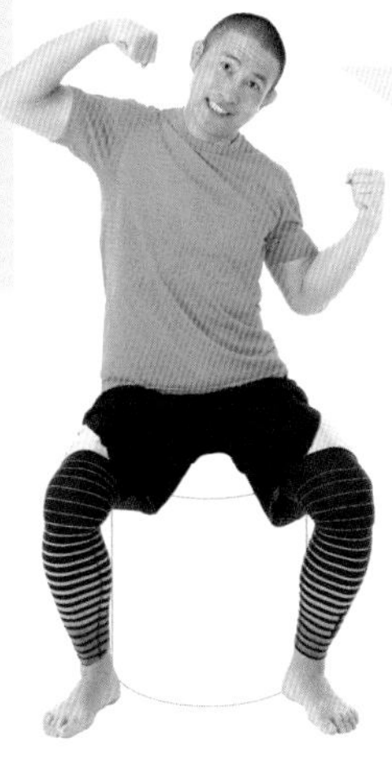

1

マッスルポーズから

イスに座り、ひじを曲げて腕を上げ、拳を握ります。

POINT

わき腹をしっかり伸ばすのではなく、リズミカルに倒すのがポイント。

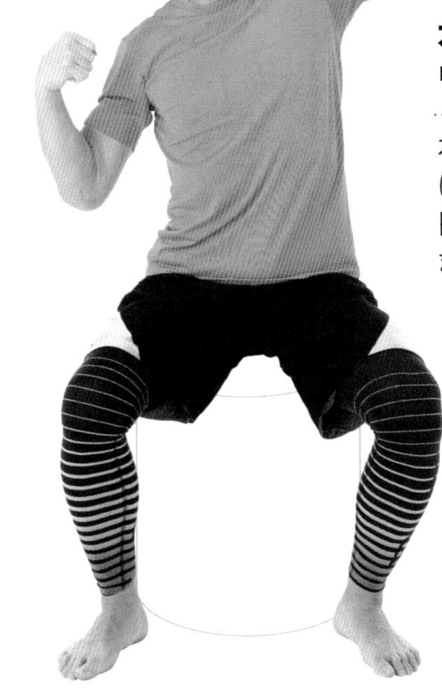

2

右に左にワクワク

右に左に、リズミカルに5回倒しましょう。5回以上行ってもかまいません。

目安は
左右5回

※痛みなどがある場合は決して無理をしないでください。

Stretch 6

心に効く

「前屈つま先マッスル」

気持ちを落ち着かせてから、1ポーズで気持ちを上げる「前屈つま先マッスル」。最後の笑顔も忘れないように。

1

つま先タッチ

足を肩幅に開いて立ち、上体を右前に倒して、左手で右のつま先をタッチします。

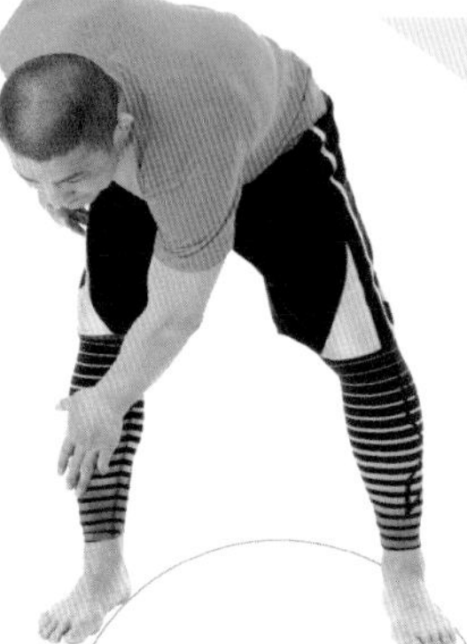

POINT
つま先に
届かないときは、
すねにタッチ。

2

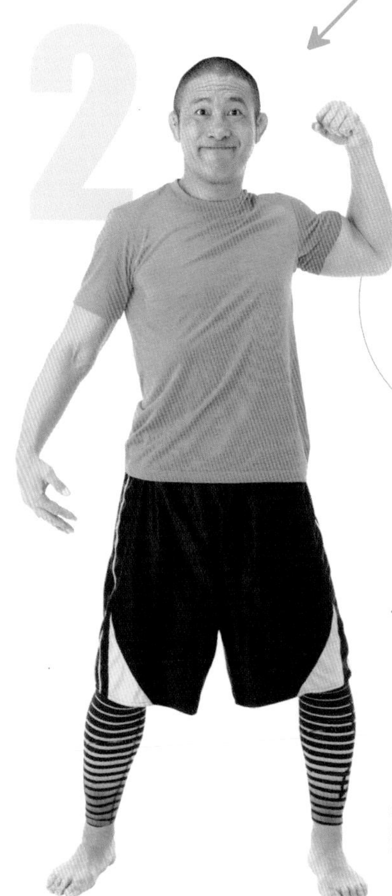

POINT
右手も
同じように行い、
ガッツポーズを
つくる。

起き上がったらガッツポーズ

タッチしたら上体を起こし、笑顔で左手でガッツポーズ。左右交互に5回行いましょう。

目安は
左右5回

※痛みなどがある場合は決して無理をしないでください。

Stretch 7

心に効く「ポジティブツイスト」

1ポーズで気分が上がる「ポジティブツイスト」。脳をだませば、いつでもポジティブになれます。

1

後ろを向いて気持ちを落ち着かせ

後ろを向いて足を肩幅に開いて立ち、顔を上げ、うまくいっている自分をイメージします。両手は腰の位置に。

POINT
うまくいっているイメージなら、なんでもいい。

POINT
手は腰においたほうが体をひねりやすい。

2

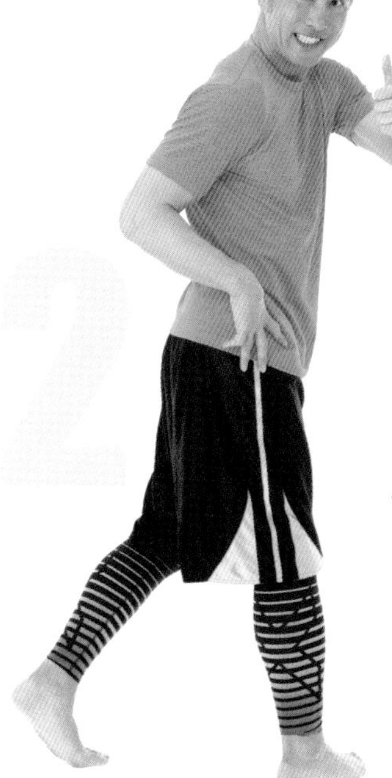

POINT
手は気持ちが上がるなら、サムアップポーズでなくてもいい。

振り向いてサムアップ！

右側に体をひねって正面を向いたら、笑顔をつくって左手でサムアップポーズ。左側ひねりも同じように行いましょう。

目安は
左右5回

※痛みなどがある場合は決して無理をしないでください。

Stretch 8

心に効く「よっしゃあ〜反らし」

チャンピオンポーズから声を出しながらひじを引きつけます。座ったままでも気持ちが乗ってきます。

1

顔を上げて拳を上げて

足を肩幅より開いて立ち、顔を上げ、拳を突き上げます。このとき、声を出す準備をしておきましょう。

POINT
拳を突き上げるときは、背筋を伸ばして、真っすぐ上に。

POINT
足幅は少し広めにしておいたほうがバランスをとりやすい。

よっしゃあ〜

2

ひじを引きつけ声をあげる

1の状態から、ひじを体に引きつけると同時に、「よっしゃあ〜」と声を張りあげます。

POINT
声を出せない環境のときは、声を出している雰囲気だけでもOK。

目安は
1回

※痛みなどがある場合は決して無理をしないでください。

Stretch 9

心に効く「めざめのストレッチ」

朝から気分がいい日は、それだけでいいことが起きそうです。体を使って、朝から脳をだましましょう。

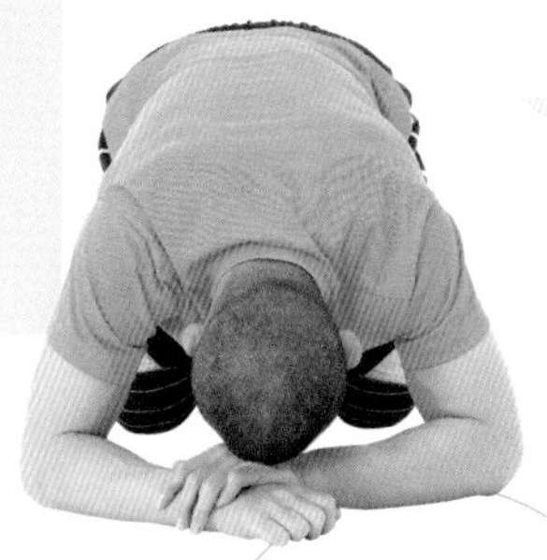

しばらくうずくまる

目が覚めたら、すぐに起きず、ベッドや布団の上でしばらくうずくまります。

POINT
カウントダウンしながらうずくまっていると、気持ちが盛り上がる。

自分に「おはよう」

ひざ立ちで体を起こし、笑顔で、両手でガッツポーズ。5秒キープしたら始動です。

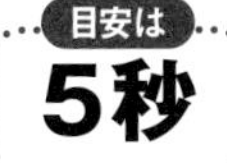

※痛みなどがある場合は決して無理をしないでください。

徐々に気持ちを盛り上げて最高のやる気を引き出す

試合で**最高のパフォーマンスを発揮するには、緊張しすぎるのも、リラックスしすぎるのもよくありません。**

緊張すると焦りや力みなどにつながるし、リラックスしすぎると集中できなかったり、気持ちが乗らなかったりして動きが悪くなります。

リラクゼーションで緊張をやわらげたら、試合前に、適度な緊張と興奮で気持ちを上げていく。

最高のパフォーマンスには、この工程が必要です。

それが、スポーツ心理学でいわれる「サイキングアップ」というエネルギーコントロール法です。

体の部位をたたいたり、リズミカルに体を動かしたりしながら、徐々に心拍数や体温を上げていき、気分を盛り上げていきます。

結果を出したいプレゼンや面接の前に、使ってみてはいかがですか。

Stretch
10

「パシパシ下半身ほぐし」

心に効く ＋ 柔軟に効く

僕がリングに上がる前の最後の仕上げにやっていたのが、これ。下半身に刺激を入れるストレッチです。

手のひらを開いて

足を肩幅に開いて立ち、軽く腰を折り、太ももの上で両手のひらを開きます。

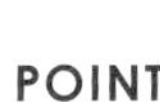

POINT

パシッと音が出るくらい、しっかりたたくように。

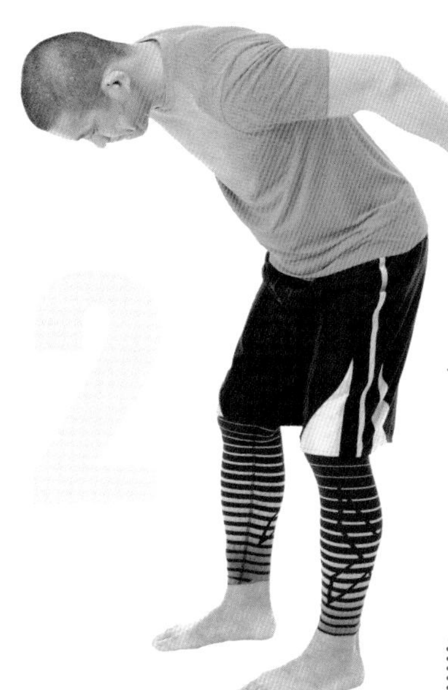

太ももやお尻をパシパシ

両手のひらで、前太もも、内太もも、横太もも、太もも裏、お尻の順番でパシパシ3回ずつたたきます。

目安は
5か所×3回

※痛みなどがある場合は決して無理をしないでください。

Stretch 11

心に効く＋柔軟に効く「全身ぶらぶらほぐし」

イチ押し

僕が気持ちを上げるためにリング上で行っていたのが、体を順番にゆらす「全身ぶらぶらほぐし」でした。

1

POINT
力が入っていると、うまくぶらぶらできない。

手をぶらぶら

足を肩幅に開いて立ち、ひじを曲げる。肩の力を抜いて、手首から先を10秒くらいぶらぶらとゆらします。

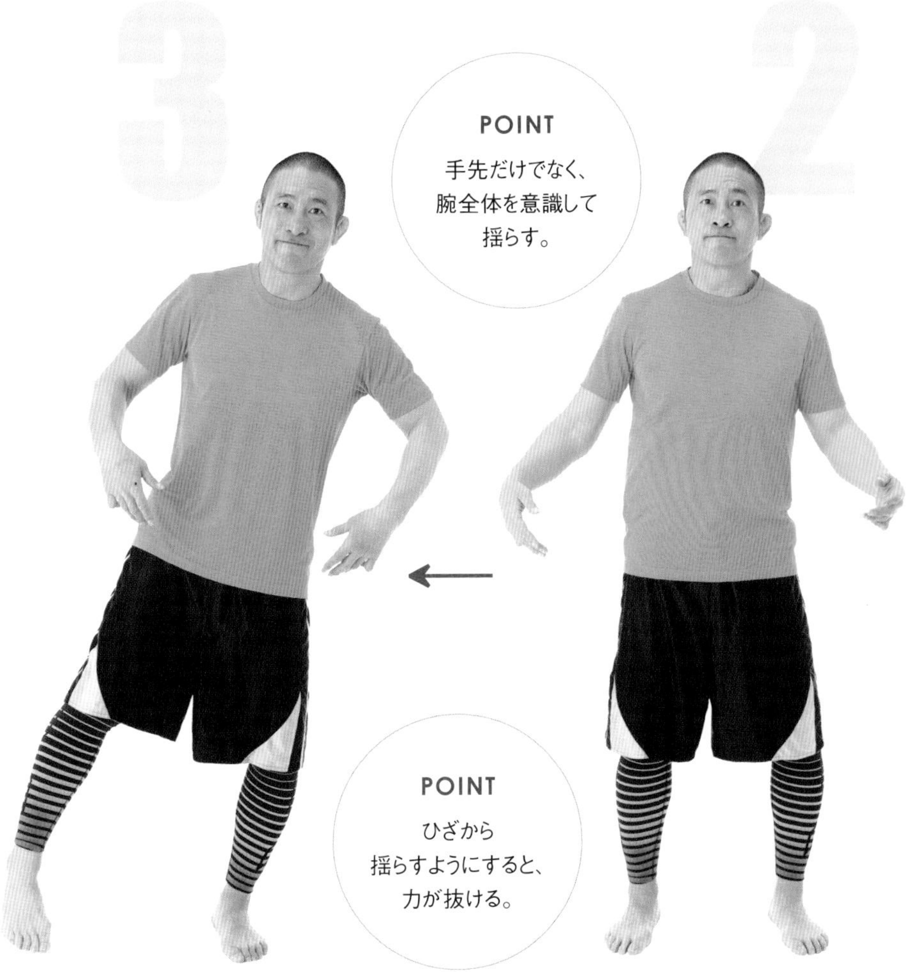

2

POINT

手先だけでなく、
腕全体を意識して
揺らす。

腕をぶらぶら

ひじを伸ばして腕を下げ、肩から腕全体を10秒くらいぶらぶらとゆらします。大きくゆらさなくてもOK。

3

POINT

ひざから
揺らすようにすると、
力が抜ける。

足も一緒にぶらぶら

腕をぶらぶらさせながら、右足を浮かせ、ひざから下を10秒くらいぶらぶらとゆらします。左足も同じように行いましょう。

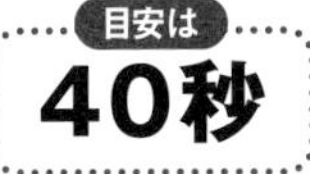

※痛みなどがある場合は決して無理をしないでください。

Stretch

12

「オラオラ歩きほぐし」

心に効く ＋ 柔軟に効く

UFCの元2階級王者のコナー・マクレガーも、オラオラ歩きをして気持ちを整えていました。

POINT

腕を振るというより、腕の力を抜いて肩を前に出すイメージで。

POINT

ガニ股歩きを意識すると、オラオラ歩きになる。

1

オラッ

前から来る人を威嚇するイメージで歩きはじめます。気持ちが大きくなるとアドレナリンが出てきます。

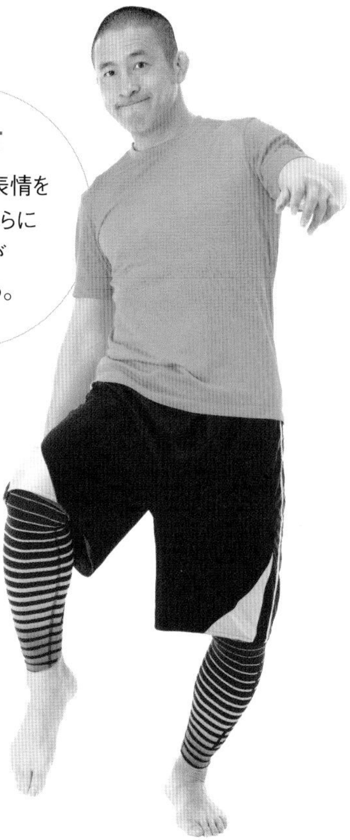

POINT

自信満々の表情をつくると、さらに気持ちが大きくなる。

2

オラッ

2歩、3歩と続けて、ゆっくり足を踏み出す。早歩きにならないように、リラックスして歩きましょう。

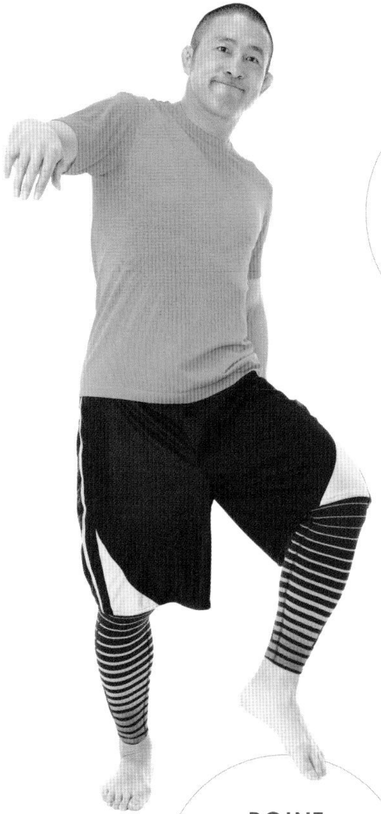

POINT

体全体の力を抜いて、大きく体を動かすこと。

3

オラーッ

10歩くらい歩いたら、気持ちが整ってきます。歩数の増減はその日の気分で変更してかまいません。

目安は
10歩

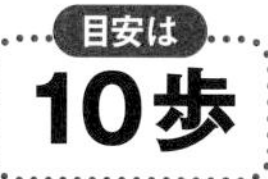

※痛みなどがある場合は決して無理をしないでください。

Stretch 13

「ポジティブ玉で上腕伸ばし」

心に効く ＋ 柔軟に効く

強引にスイッチを入れたいときは、大きく体を動かすこと。血流がよくなり、自律神経が活発になります。

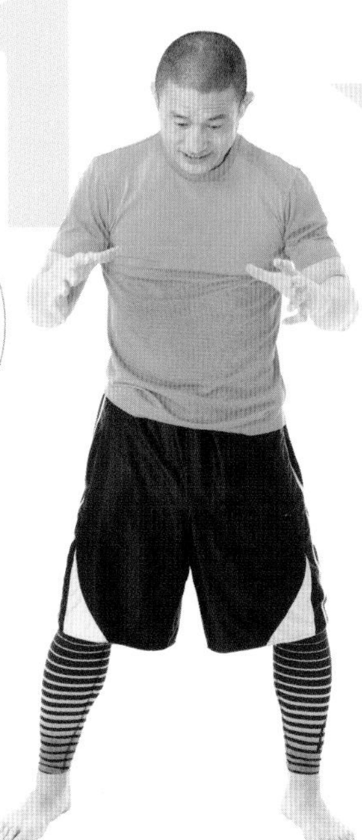

1

POINT
目をそらさず、目の前のボールに集中する。

POINT
たくさんのパワーをため込むために、ボールは大きめに。

パワーをたっぷりため込む

足を肩幅に開いて立ち、胸の前で大きなボールをつかむようにして、その中にパワーがたまっていくのをイメージします。

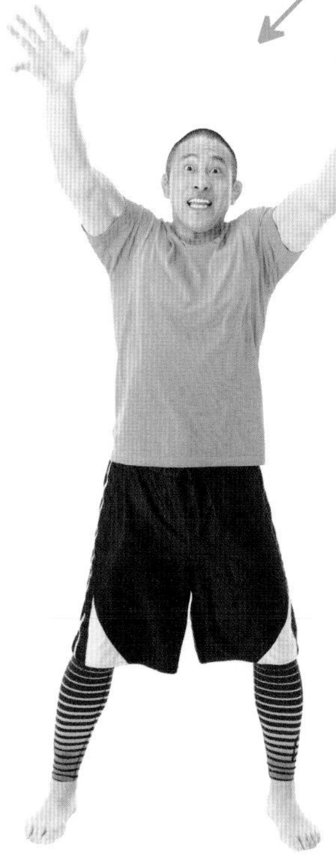

2

POINT
上にいる敵を退散させるイメージで全身を伸ばして放り投げる。

上に放り投げる

ボールにパワーを十分にため込んだのをイメージできたら、上に向かって、ぶつけるように放り投げましょう。

左に放り投げる

次に、**1**に戻ってパワーをためたら、左上にぶつけるように放り投げましょう。

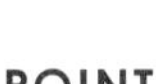

POINT

体全体を目いっぱいに伸ばして投げること。

右に放り投げる

最後に、もう一度**1**に戻りパワーをためたら、右上にぶつけるように放り投げましょう。3回繰り返します。

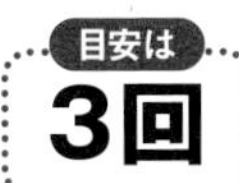

※痛みなどがある場合は決して無理をしないでください。

心を整えながら免疫力も高める

「心が強くなるストレッチ」には、やる気をアップさせると同時に、筋力アップをはかれるエクササイズもあります。特におすすめなのが、「マグマスクワット」や「スキップひざげり伸ばし」などの下半身を鍛えるエクササイズ。

というのは、**太ももやお尻、ふくらはぎなどの下半身の筋肉を鍛えると、筋肉から分泌される「マイオカイン」というホルモンの効果も得られる**からです。

マイオカインはすべてが解明されているわけではありませんが、現段階でも**うつや不安の抑制、糖尿病、認知症、脳卒中、動脈硬化、心疾患などの予防、そして美容にまで効果がある**ことがわかってきています。

マイオカインがなによりすごいのは、自力でつくれるところです。下半身の筋肉を鍛えるだけで健康になれるのです。

また、マイオカインは新しい刺激が好物なので、下半身だけにこだわらず、いろいろな運動を試してみるのも効果的です。

Stretch
14

「マグマスクワット・シングル」

心に効く＋筋肉に効く

イチ押し

マイオカインも分泌しながら、やる気もアップするスクワット。笑顔で行えば、さらに効果アップ。

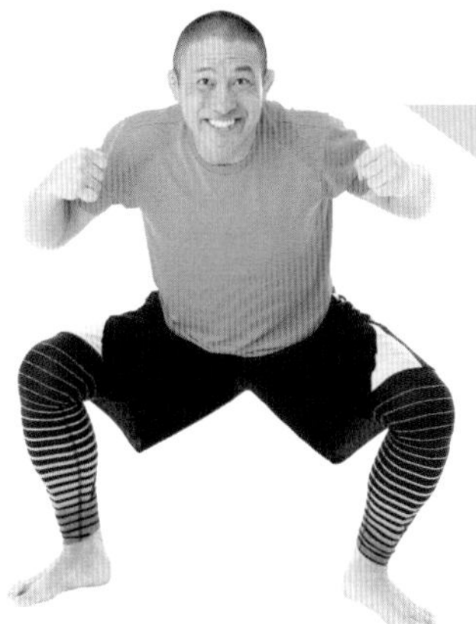

1

しっかり腰を落として！

足を肩幅より少し開いて立ち、両腕を曲げてゆっくり腰を下ろします。

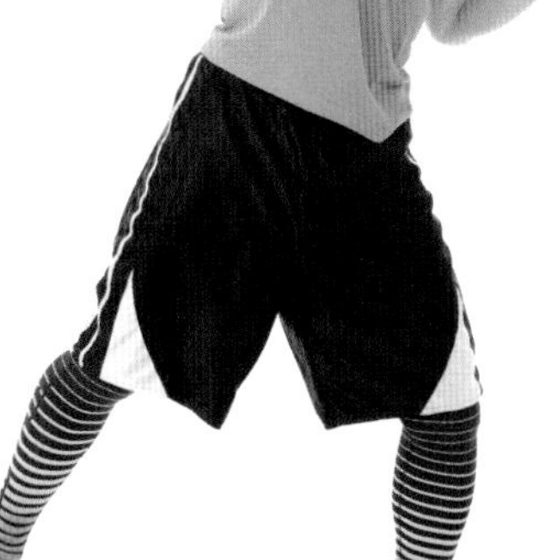

POINT

右拳を突き上げるときは、左足に体重をかける。

2

片手を突き上げる！

1の姿勢から立ち上がりながら、右手を突き上げます。同じように左手も突き上げます。左右交互に3回行いましょう。

目安は
左右3回

下半身を鍛えるには 3セット

腰を下ろすときにひざがつま先から出ないように気をつけると、下半身の筋肉を鍛えるスクワット運動になります。

※痛みなどがある場合は決して無理をしないでください。

Stretch 15

「マグマスクワット・ダブル」

心に効く ＋ 筋肉に効く

マイオカインを分泌し、やる気もアップするスクワット。体を目いっぱい伸ばしましょう。

※痛みなどがある場合は決して無理をしないでください。

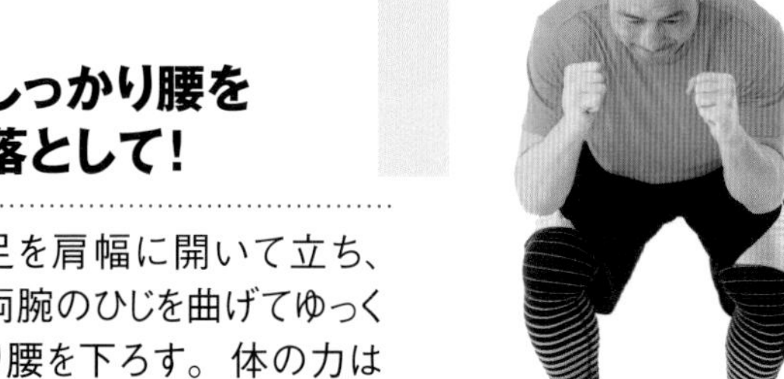

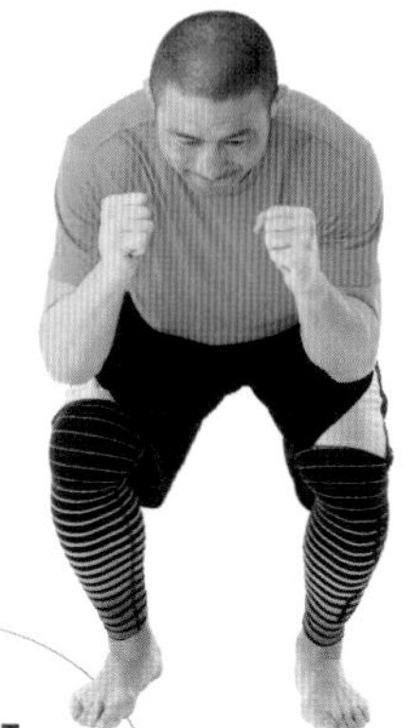

1 しっかり腰を落として!

足を肩幅に開いて立ち、両腕のひじを曲げてゆっくり腰を下ろす。体の力は抜いておきましょう。

POINT
腰を下ろしすぎるとひざを痛めるので注意すること。

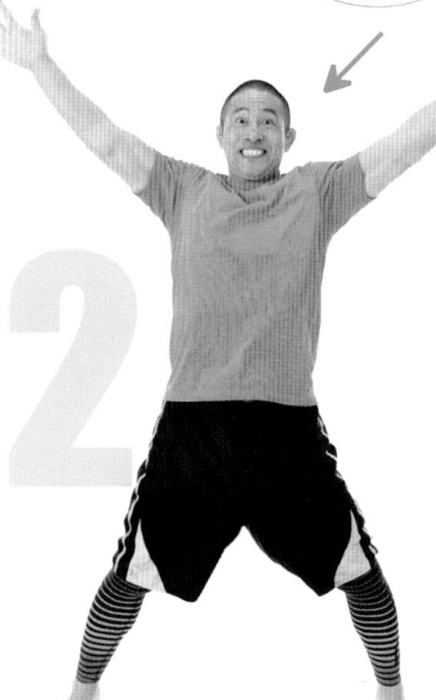

POINT
体中のエネルギーを発散するイメージで。

2 両拳を突き上げ開く!

1の姿勢から、足を左右に開くと同時に、両手の拳を開きながら天に向かって突き上げます。5回繰り返しましょう。

目安は **5回**

下半身を鍛えるには 3セット

腰を下ろすときにひざがつま先から出ないように気をつけると、下半身の筋肉を鍛えるスクワット運動になります。

Stretch

16

「Uの字ダッキング」

心に効く＋筋肉に効く

相手のパンチをよけるダッキングという技術を応用したトレーニングにもなるやる気アップ法です。

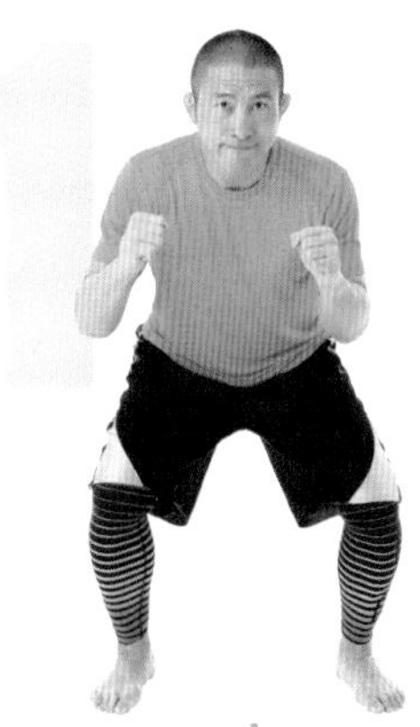

中腰にかまえる

足を肩幅に開いて立ち、中腰になり、両腕はひじを曲げて軽く拳を握る。顔は正面を向きましょう。

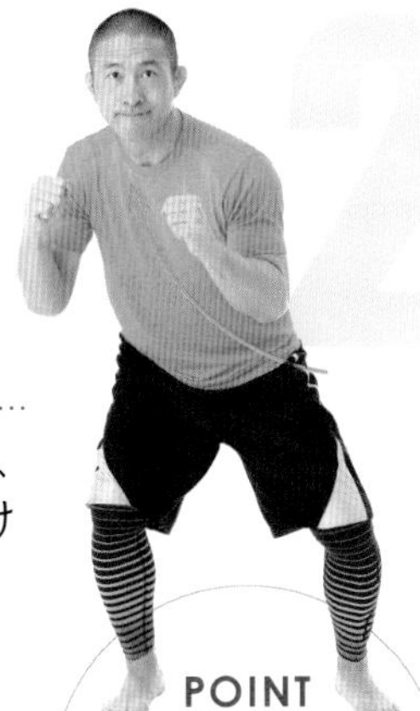

右に!

いったん腰を軽く下ろしてから、正面から来るパンチを右によけるように立ち上がります。

POINT

顔は正面を向いたまま、下半身を使って動く。

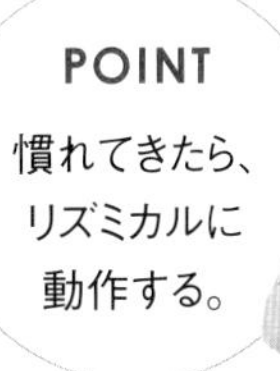

POINT

慣れてきたら、リズミカルに動作する。

左に!

1の姿勢に戻し、今度は正面から来るパンチを左によけるように立ち上がります。**1**～**3**を5回繰り返します。

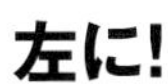

目安は

左右5回

下半身を鍛えるには 3セット

腰を下ろすときにひざがつま先から出ないように気をつけると、下半身の筋肉を鍛えるスクワット運動になります。

※痛みなどがある場合は決して無理をしないでください。

Stretch 17

「スキップひざげり伸ばし」

心に効く ＋ 筋肉に効く

イチ押し

スキップしながら勢いをつけ、思いきりひざを振り上げる。筋肉をしっかり動かしてやる気チャージです。

1

スキップ！

正面を向いて、左足を上げながらジャンプ。このとき、腕を大きく振ると、動きに勢いが出てきます。

POINT
笑顔でスキップするだけで気持ちが上がってくる。

2

スキップ！

続けて、右足を上げながらジャンプ。顔は正面を向いたまま、笑顔も崩さないようにしましょう。

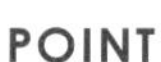

POINT
ひざは軽く上げるくらいで十分。リズムを意識すること。

3

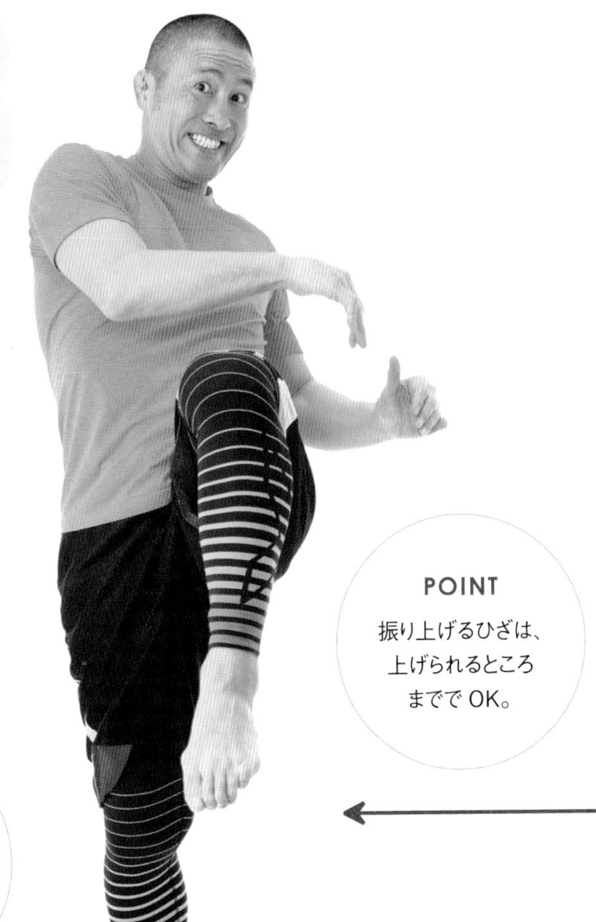

POINT

振り上げるひざは、
上げられるところ
まででOK。

POINT

片足立ちが
不安な人は、
しっかり着地してから
ひざげりすること。

ひざげり！

3歩目で、左足のひざを思いきり振り上げて体に引きつけ、上体を左側にひねる。右ひざげりも同じように行います。

目安は
左右3回

下半身を鍛えるには 3セット

両足交互に行うことで、太ももの前側が鍛えられるとともに、股関節をやわらかくするストレッチにもなります。

※痛みなどがある場合は決して無理をしないでください。

Stretch

18

「ワン・ツー・アッパー・ストレッチ」

心に効く＋筋肉に効く

腕を大きく振り回しましょう。激しく体を動かすことで、ネガティブな感情が遠くに飛んでいきます。

1

左アッパー

足を肩幅より少し広めにして立ち、体を右に回転させながら、左の拳を顔の位置くらいまで突き上げます。

POINT
うまく打てなくても、気持ちよく振り抜くことが大切。

2

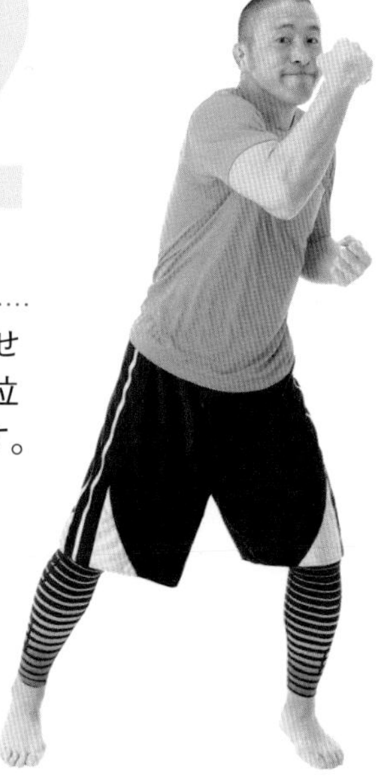

右アッパー

次に、体を左に回転させながら、右の拳を顔の位置くらいまで突き上げます。

POINT
気持ちを込めて、打ち抜くようにすること。

POINT
右ひじを体に
引きつけるようにすると、
左腕がよく伸びる。

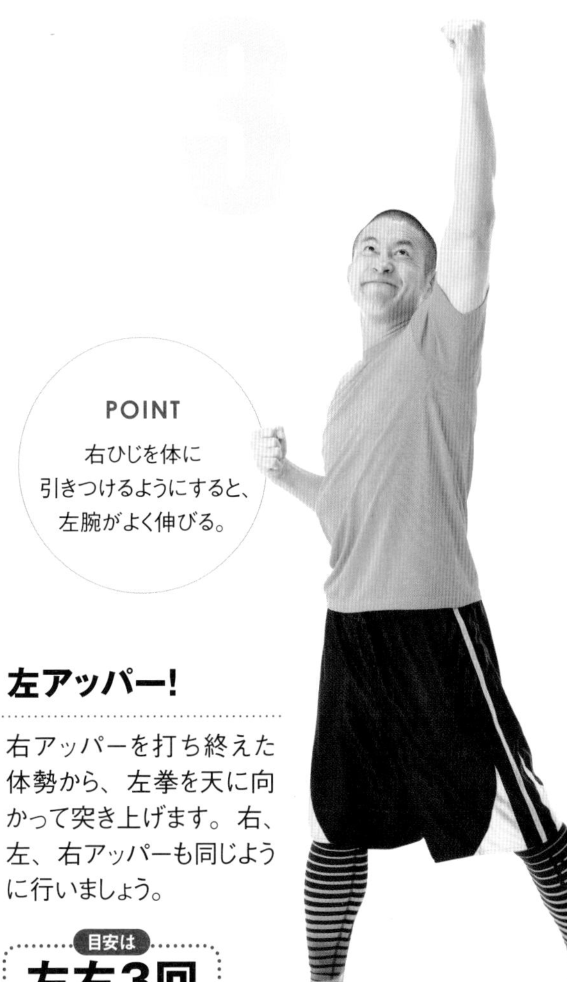

左アッパー!

右アッパーを打ち終えた体勢から、左拳を天に向かって突き上げます。右、左、右アッパーも同じように行いましょう。

目安は
左右3回

POINT
左足のかかとが
浮くくらいに、
思いきり拳を
突き上げる。

上半身を鍛えるには 3セット

胸の筋肉や力こぶのところの筋肉が鍛えられるとともに、肩回りがほぐれるストレッチにもなります。

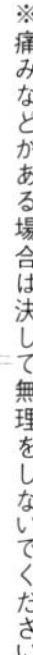
※痛みなどがある場合は決して無理をしないでください。

Stretch

19

「バーニングもも上げ」

心に効く＋筋肉に効く

ももを外に、クロスに引き上げることで、体幹を鍛えながらやる気がアップする運動になります。

1

外、外!

足を肩幅に開いて立ち、ひじを曲げて両腕を上げ、手のひらを正面に向けた状態から、右ひざを右ひじに向けて振り上げます。次に、左ひざを左ひじに向けて振り上げます。

2

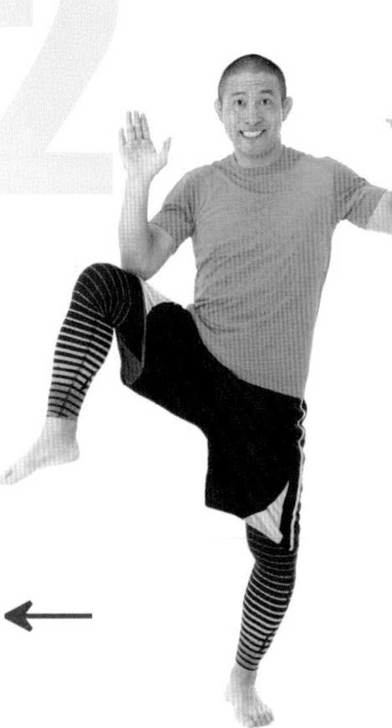

3

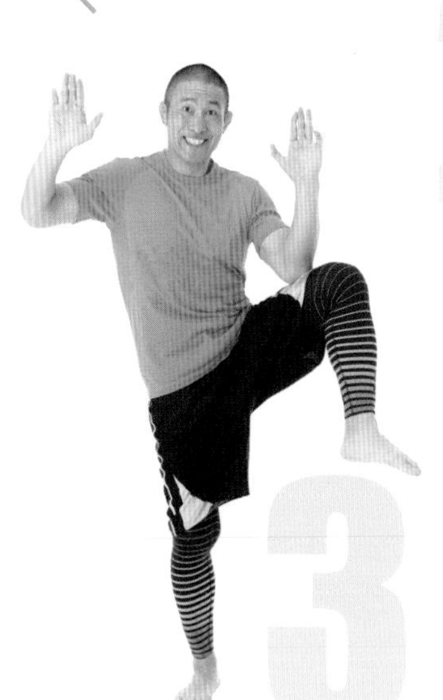

郵便はがき

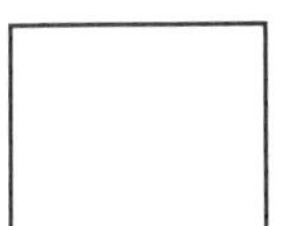

105-0003

（受取人）
東京都港区西新橋2-23-1
3東洋海事ビル
(株)アスコム

科学的に証明された
心が強くなるストレッチ

読者　係

本書をお買いあげ頂き、誠にありがとうございました。お手数ですが、今後の出版の参考のため各項目にご記入のうえ、弊社までご返送ください。

お名前	男・女	才
ご住所　〒		
Tel	E-mail	
この本の満足度は何％ですか？		％
今後、著者や新刊に関する情報、新企画へのアンケート、セミナーのご案内などを郵送または E-mail にて送付させていただいてもよろしいでしょうか？ □はい　□いいえ		

返送いただいた方の中から**抽選で5名**の方に
図書カード5000円分をプレゼントさせていただきます。

当選の発表はプレゼント商品の発送をもって代えさせていただきます。

※ご記入いただいた個人情報はプレゼントの発送以外に利用することはありません。

※本書へのご意見・ご感想およびその要旨に関しては、本書の広告などに文面を掲載させていただく場合がございます。

●本書へのご意見・ご感想をお聞かせください。

ご協力ありがとうございました。

POINT

腕だけでなく、
体を右にひねって
ひじを近づける。

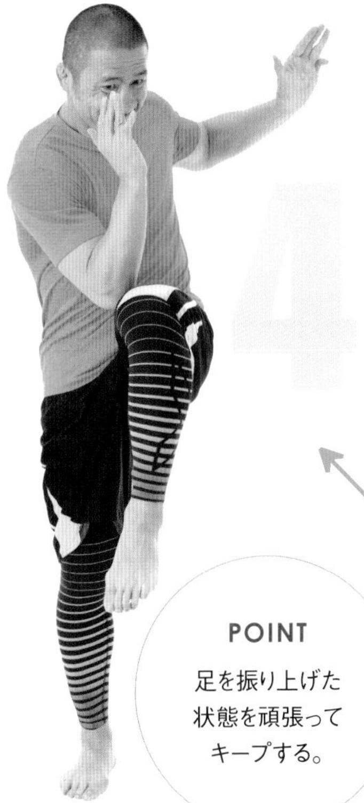

POINT

足を振り上げた
状態を頑張って
キープする。

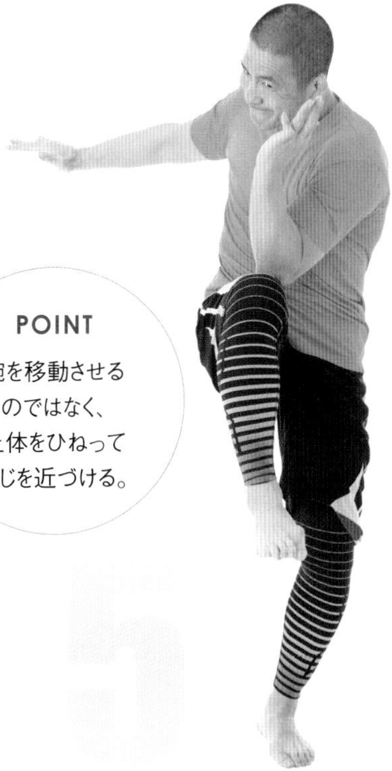

POINT

腕を移動させる
のではなく、
上体をひねって
ひじを近づける。

クロス！

1の姿勢に戻したら、次に左ひざを振り上げると同時に上体を左にひねり、右ひじを左ひざに近づけます。続けて、右ひざを振り上げると同時に上体を右にひねり、左ひじを右ひざに近づけます。**1**～**5**を5回繰り返しましょう。

目安は
左右5回

※痛みなどがある場合は決して無理をしないでください。

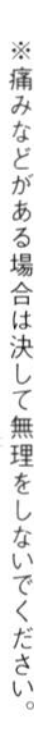

下半身と体幹を鍛えるには 3セット

バランスを崩さずに動作を繰り返すことで、下半身だけでなく、おなかまわりを含めた体幹トレーニングになります。

Stretch 20

「屈伸ありがとう」

心に効く＋筋肉に効く

体を使った書き文字も立派なトレーニング。感謝の思いを込めると、気持ちも盛り上がって一石二鳥です。

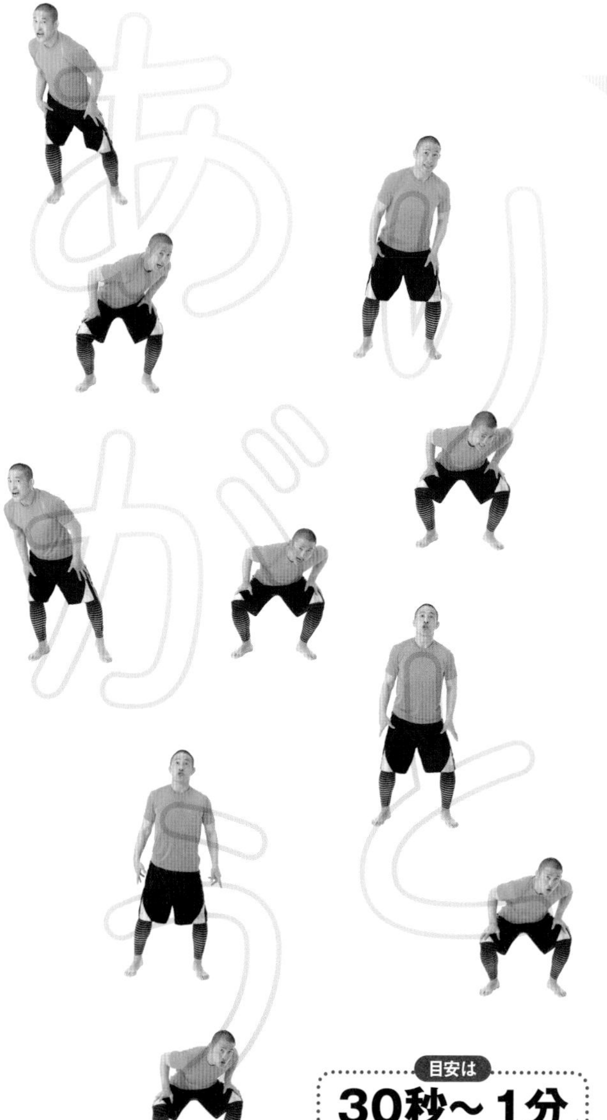

目安は **30秒〜1分**

思いを込めて体で書き文字

「ありがとう」という言葉を体で書きます。ポイントは、一画一画ていねいに体を使って書いていくことです。言葉は「ありがとう」でなくてもかまいません。「かんしゃ」「ゆめ」「きぼう」など、自分が前向きになれる言葉ならなんでもOKです。

※痛みなどがある場合は決して無理をしないでください。

PART 3

イライラ、もやもや……ストレスを解消するストレッチ

心を落ち着かせるのはセロトニンと副交感神経

ＰＡＲＴ３では、ストレスを解消するストレッチを紹介します。なかなかイライラがおさまらず、どんどんストレスがたまっていくのは、ノルアドレナリンやドーパミンが過剰に分泌されたり、交感神経が活発になったりした興奮状態が、いつまでも続くからです。

嫌なことがあると、ついイラっとしたり、怒ったりするのは、もともと人間に備わっている本能。危機を察知した扁桃体が、生命を守るために闘ったり、逃げたりするためにいつでも動ける準備をしているのです。

この本能にブレーキをかけるのが脳の前頭葉という部位。人間の理性の部分です。前頭葉が活発になると、扁桃体が落ち着きます。

不安をおさえる力を向上させるには、セロトニンを分泌すること、そして副交感神経を優位にすることがポイントになります。

PART3のストレッチは
こんなときにオススメ！

- 怒りの感情を相手に見せられない とき……。
- 嫌なことが頭から離れない とき……。
- 部下が言うとおりに動いてくれない とき……。
- 小さなストレスがたまっている とき……。
- しつこい怒りを鎮めたい とき……。
- 夜になってもイライラがおさまらない とき……。
- 理不尽に怒られてほかの人に八つ当たりしそうな とき……。
- 恋人とケンカしてプチっと切れかかった とき……。
- 予定通りにものごとが進まなかった とき……。
- 怒りの沸点が低くなっている とき……。

気をそらして怒りを逃がすストレッチから、
リズミカルに体を動かすストレッチまで、
さまざまなシーンに合わせて活用してください。

イラっとしても6秒待てばおさまる

イライラや怒りは、脳のストレス反応で、嫌だな、怖いな、許せないなどと扁桃体が判断した瞬間に発生します。

そして、ノルアドレナリンやドーパミンが大量に分泌され、交感神経が活発になり、顔が赤くなったり、血圧が高くなったり、心臓がバクバクしてきて、イライラや怒りはどんどんピークに達していきます。

おさまらなければ、暴言を吐いたり、人によっては攻撃してしまうことも。

この**イライラや怒りをおさえてくれるのが、前頭葉**です。

しかし、はたらき出すまでに4～6秒もかかってしまいます。

逆にいえば、**なんとか4～6秒やり過ごせば、イライラや怒りの爆発をおさえられる**ということです。

やり過ごす方法はいろいろですが、イラっときたときに体を動かすルールをつくっておくのも、ひとつの手。左手をギュッと握るだけでも効果があります。

Stretch 21

心に効く

「左手ファイティングポーズ」

イラっとしたら、左手を握る。10秒間、怒りが爆発しなければ、怒りモードはスーッと消えていきます。

イチ押し

左手の拳をギュッと握る

イラっとしたら、左手の拳をギュッと握って10秒待ちましょう。座っていても、立っていても、握るだけです。

目安は
10秒

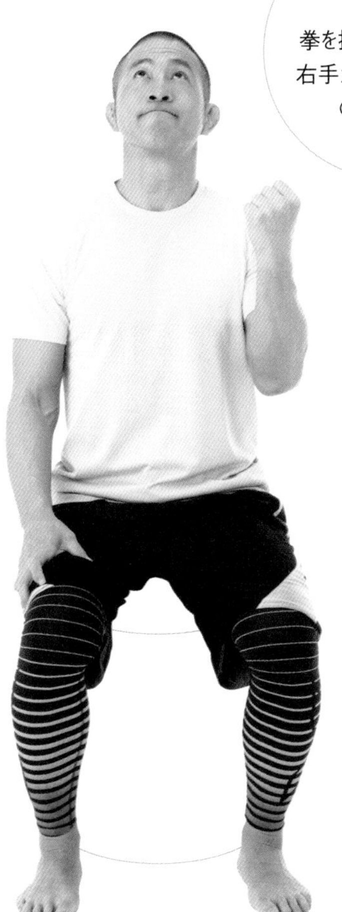

POINT
拳を握るのは左手。右手だと効果がないので注意。

※痛みなどがある場合は決して無理をしないでください。

Stretch

22

心に効く

「頭を冷やすおでこタッチ」

イラっとしたら、額に手をおく。額にそっと触れるだけで脳の機能が回復するといわれています。

※痛みなどがある場合は決して無理をしないでください。

片手で

イラっとしたら、目を閉じて顔を上げ、片方の手を額のあたりにおいて、10秒数えましょう。

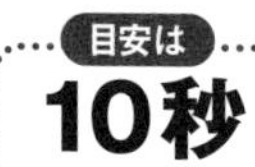

目安は

10秒

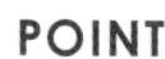

POINT

手のひらをそっと乗せるだけ。押し込まないように。

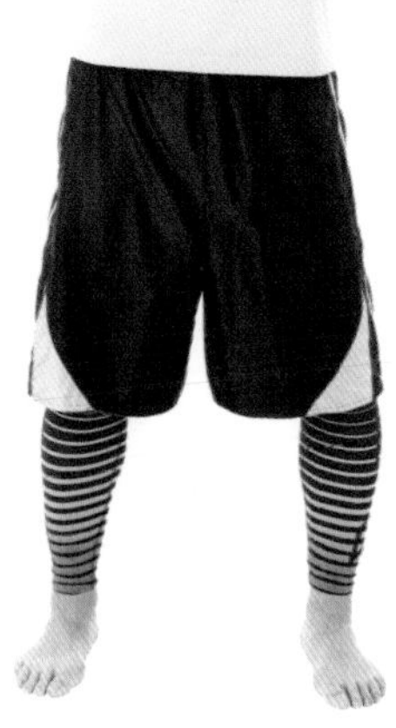

両手で

イラっとしたら、目を閉じて顔を上げ、両方の手を額のあたりにおいて、10秒数えましょう。

目安は

10秒

Stretch 23

心に効く「合掌心ストレッチ」

なかなかイライラがおさまらないときは、場所を変えて、手を合わせましょう。10秒がまんでおさまります。

手を合わせて心を落ち着かせる

イスに座り、両手を合わせて、目を閉じます。その姿勢のまま10秒キープ。立った状態で行ってもかまいません。

目安は **10秒**

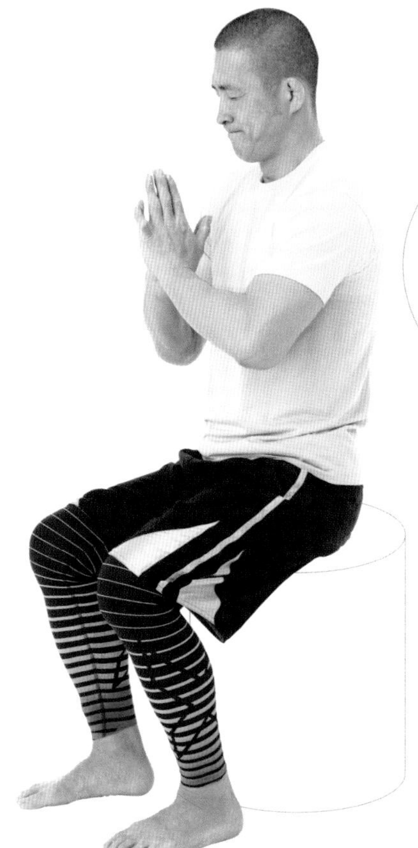

POINT
なかなか落ち着かないときは、10秒以上手を合わせてもOK。

※痛みなどがある場合は決して無理をしないでください。

一定のリズムで体を動かせば脳がスッキリする

最近の科学で、体を動かすと脳のはたらきがよくなることがわかってきています。最も効果のある運動は、有酸素運動。**筋力トレーニングのような激しいものではなく、ウォーキングやジョギングなどの軽い運動がいい**といわれています。特に、心拍数が上がる、少し強度の高い有酸素運動の効果が明らかになってきています。

心拍数とともに脳のはたらきがよくなる運動のポイントが、リズム。「パチパチジャンプほぐし」のようなジャンプ動作、足踏みやなわとび、ステップなど、どんな動きでもいいので、**一定のリズムで数分間体を動かすと、セロトニンの分泌が活発になる**といわれています。

運動した後に頭がスッキリするのは、セロトニンの効果。一定のリズムで体を動かせば、多少強度が高くなる「ダイナマイトフック」のような動作でも、脳に好影響を与えると考えられます。

Stretch

24

心に効く＋柔軟に効く「パチパチジャンプほぐし」

手をたたきながらジャンプする簡単リズム運動。リズミカルに体を動かせば、セロトニンが増えてきます。

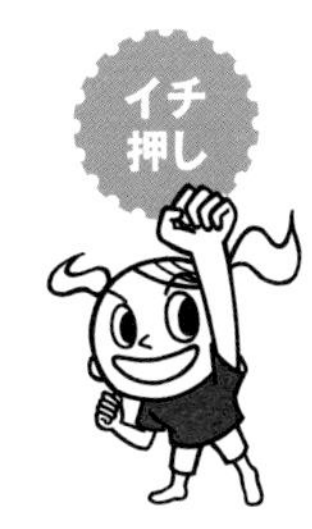

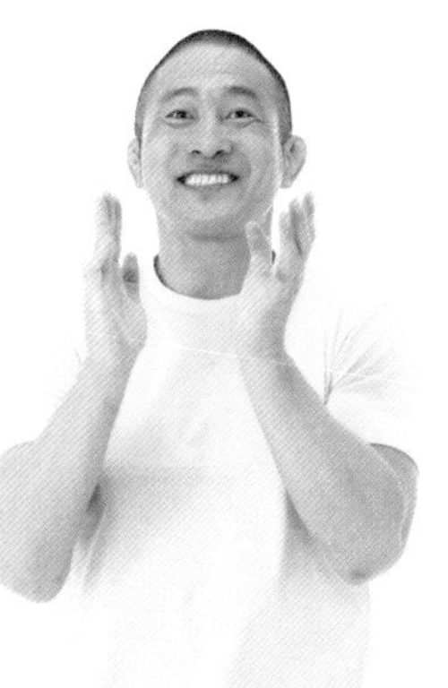

POINT

ジャンプのリズムに合わせて、軽く手を叩く。

POINT

大きくジャンプするのではなく、小さく、リズミカルに。

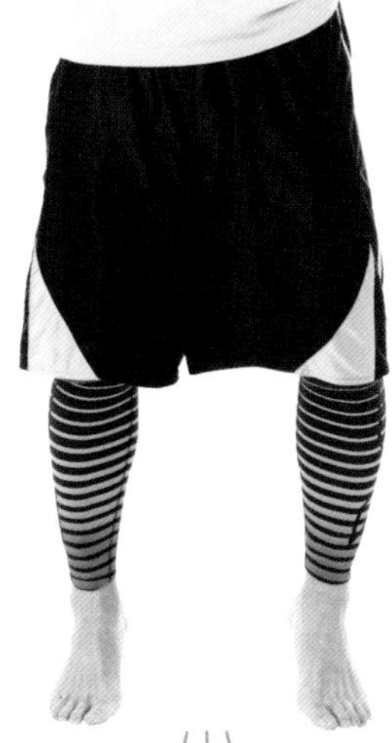

手をたたきながらジャンプ

正面を向いて立ち、顔の前でパチパチと手をたたきながら、小刻みにジャンプを30回くらい繰り返しましょう。

目安は **30回**

※痛みなどがある場合は決して無理をしないでください。

Stretch 25

「襟つかみストレッチ」

心に効く ＋ 筋肉に効く

ボート漕ぎの動作には、怒りの感情をおさえる効果があります。ボート漕ぎを「襟つかみ」で再現しました。

1

相手の右襟を！

足を肩幅に開いて立ち、前に立っている相手の右襟をつかむように左手を突き出したら、左腕を左のわき腹に強く引き寄せます。

2

POINT

拳を握りながら引き寄せると力が入りやすくなる。

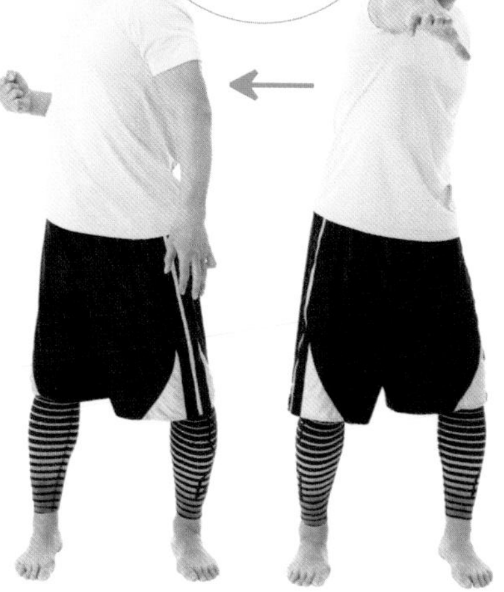

相手の左襟を！

続けて、相手の左襟をつかむように右手を突き出したら、右腕を右のわき腹に強く引き寄せます。

3
POINT
前かがみにならないように、背筋を伸ばして動作すること。

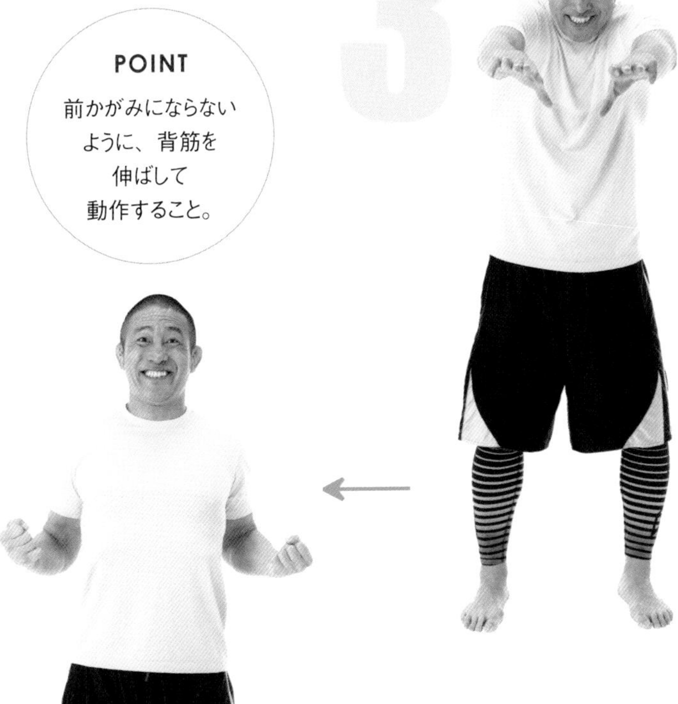

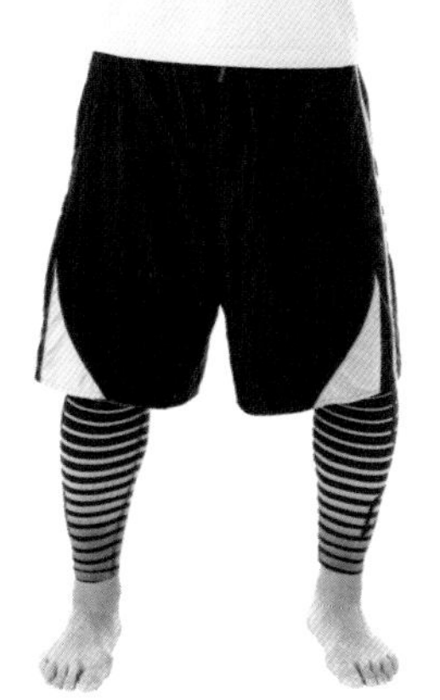

相手の両襟を!

最後に、相手の両襟をつかむように両手を突き出したら、両腕を両わき腹に強く引き寄せます。**1**〜**3**を5回繰り返しましょう。

目安は
各5回

上半身を鍛えるには 3セット

ゆっくり力強く腕を引き寄せることで、上腕の筋肉を鍛えるトレーニングになります。

※痛みなどがある場合は決して無理をしないでください。

Stretch 26

「ダイナマイトフック」

心に効く＋筋肉に効く

拳で弧を描くように左右にパンチを振りましょう。気持ちが落ち着くとともに、上腕も鍛えられます。

1

POINT
うまく打てなくても、気持ちよく振り抜くことが大切。

POINT
左足に体重を乗せると、大きく振り抜ける。

2

右フック

足を肩幅より少し広めにして立ち、右の拳で弧を描くように、体を左に回転させながら、大きくパンチを振ります。

POINT
気持ちを込めて、
右を打ち抜くように
振ること。

POINT
気持ちを込めて、
左を打ち抜くように
振ること。

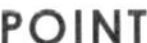
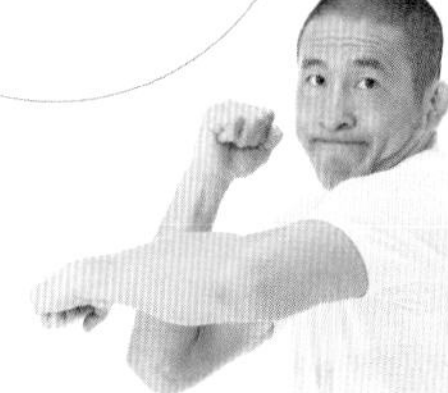
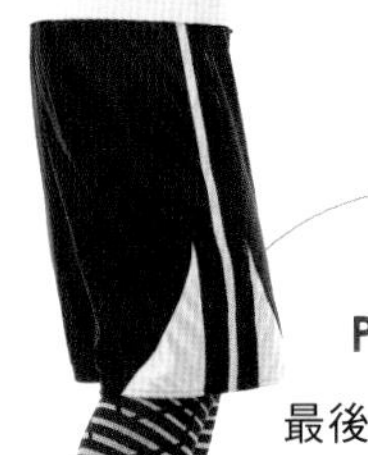
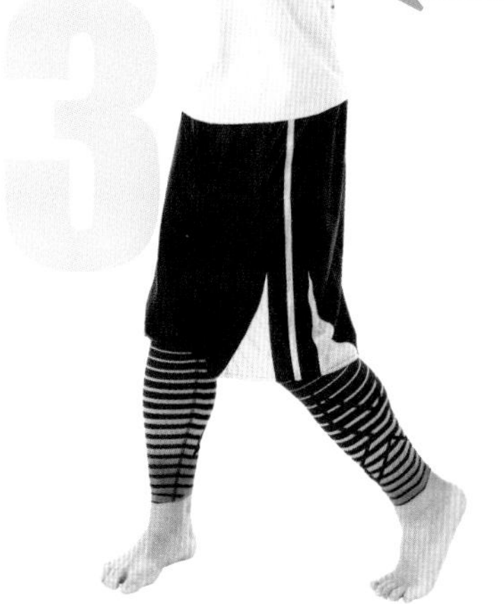

POINT
最後のパンチは
腰を入れてしっかり
打ち抜く。

そして、右！

もう一度、右の拳で弧を描くように、大きくパンチを振ります。左右交互に**1**～**4**を5回繰り返しましょう。

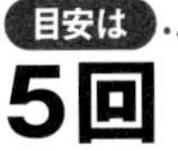
目安は
5回

左フック！

続けて、左の拳で弧を描くように、体を右に回転させながら、大きくパンチを振ります。

上腕と肩まわりを鍛えるには 3セット

胸の筋肉や力こぶのところの筋肉が鍛えられるとともに、肩回りがほぐれるストレッチにもなります。

※痛みなどがある場合は決して無理をしないでください。

Stretch
27

「ごろんごろん」

心に効く

夜になっても怒りがおさまらないときは、床に座って何度も後ろに転がりましょう。心が落ち着いてきます。

1

体育座り

後ろに余裕があることを確認してから床の上に体育座りになり、顔を上げます。

2

後ろへ

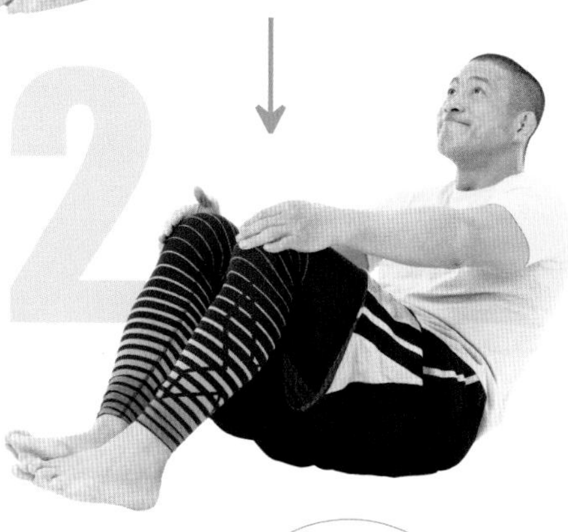

ひざを両手で持って、上体をゆっくり後ろに倒していきます。勢いよく倒すとケガすることがあるので注意。

3

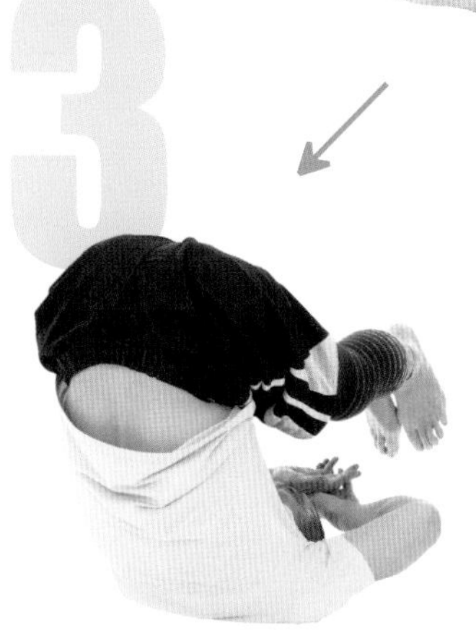

POINT

背中が痛いときは、床にマットや布団を敷いてもOK。

ごろん！

床に背中がついたら、両足をゆっくり後方に伸ばします。できる範囲でかまいません。5回繰り返しましょう。

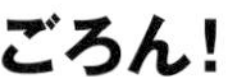

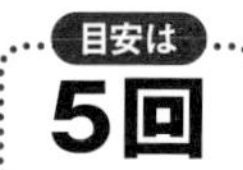

目安は
5回

※痛みなどがある場合は決して無理をしないでください。

28〜31が科学的に効果がある理由

へんてこな動きは元気度が上がる

嫌なことが頭から離れなくてイライラしているときは、**理解不能なへんてこな動きがおすすめ。へんてこな動きをすることで、脳をだます**ことができます。

それを証明したのが、サンフランシスコ州立大学のペパー教授らの研究です。大学生を「背中を丸めてしょんぼりした姿勢で歩くグループ」と「同じ側の手足を同時に動かすへんてこな動きで歩くグループ」に分けて元気度を評価したところ、**へんてこな動きのチームのほうが、大幅に元気度がアップ**したそうです。

ちなみに、背中を丸めたチームは、元気度が下がった人までいたといいます。

この腕をこう動かしてとか、ここの筋肉に効かせてとか、難しいことを考える前に、まずは自分が楽しくなる動きをする。「笑顔スキップ」や「マグマジャンプ」などのように、笑顔で体を動かすだけでイライラが解消します。

特にストレスがたまっているときは、効果が期待できます。

Stretch 28

「笑顔スキップ」

心に効く＋筋肉に効く

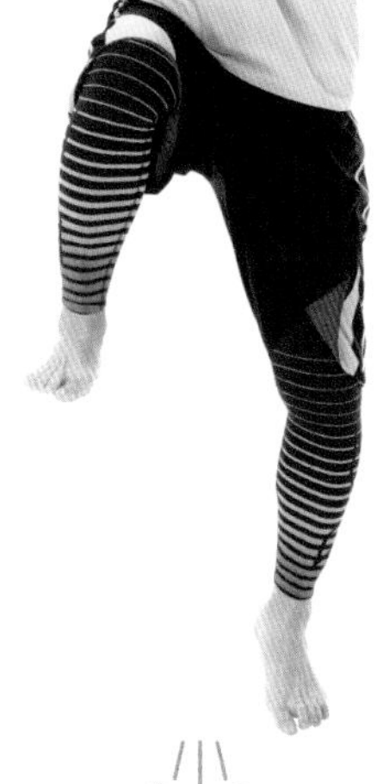

1

POINT

笑顔でスキップするだけで気持ちが上がってくる。

スキップ！

正面を向いて、右腕を大きく振り上げながら、右ひざを上げてジャンプ。このとき、表情はできるだけ明るく。

イチ押し

「笑顔スキップ」は、同じ側の手と足を同時に動かす、へんてこ動作。動いているだけで、楽しくなります。

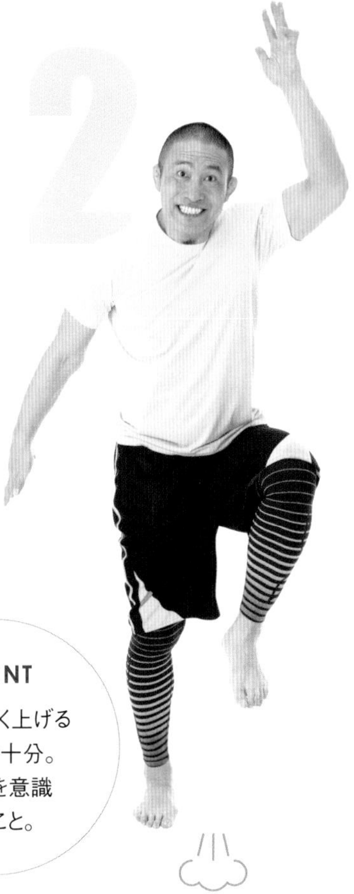

2

POINT
ひざは軽く上げる
くらいで十分。
リズムを意識
すること。

スキップ！

続けて、左腕を大きく振り上げながら、左ひざを上げてジャンプ。顔は正面を向いたまま、笑顔も崩さないように。

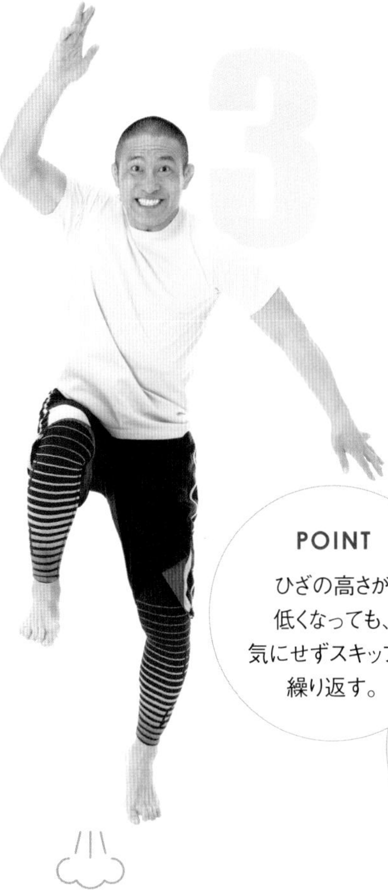

3

POINT
ひざの高さが
低くなっても、
気にせずスキップを
繰り返す。

スキップ！

さらに、右腕を大きく振り上げながら、右ひざを上げてジャンプ。左右交互に10回スキップを繰り返しましょう。

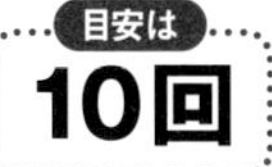

下半身を鍛えるには 3セット

へんてこな動作ですが、太ももをしっかり上げることを意識すると、下半身の筋肉を鍛えるトレーニングにもなります。

※痛みなどがある場合は決して無理をしないでください。

Stretch 29

「エアブルワーカー」

心に効く＋筋肉に効く

へんてこな動きで元気になりながら、脳を活性化させ、胸の筋肉まで鍛えましょう。

1

両手を上げて

イスに座り、顔を上げ、手を開いたまま両腕を上げます。真上ではなく、少し斜めに上げましょう。

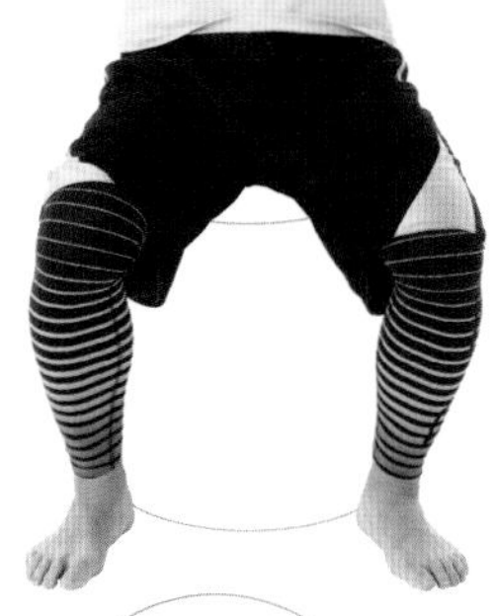

2

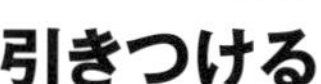

POINT
腕は限界まで引きつけるようにすること。

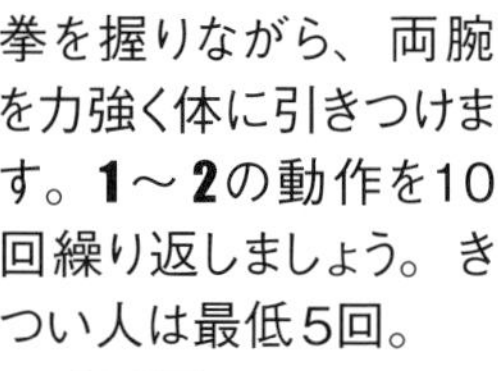

引きつける

拳を握りながら、両腕を力強く体に引きつけます。**1**～**2**の動作を10回繰り返しましょう。きつい人は最低5回。

目安は **10回**

胸を鍛えるには 3セット

息を吸いながら腕を上げ、息を吐きながらゆっくり腕を引きつけると、胸の筋肉をほぐすストレッチになります。

※痛みなどがある場合は決して無理をしないでください。

Stretch 30

「マグマジャンプ」

心に効く＋筋肉に効く

イラッとするようなことがあったら、大きく手を広げてジャンプ。嫌なことも吹き飛んでしまいます。

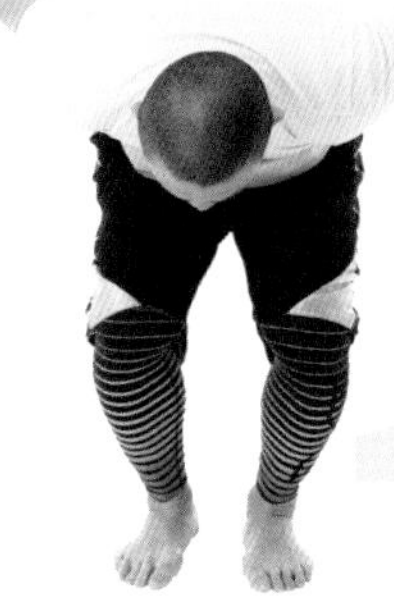

1 上体を倒して

足を拳ひとつくらい開けて立ち、ひざを軽く曲げながら、上体を前に倒します。腕は後方に振り上げましょう。

POINT

足腰に自信のない方は、あまり腰を落とさないように。

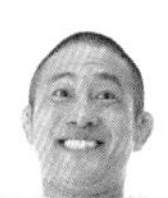

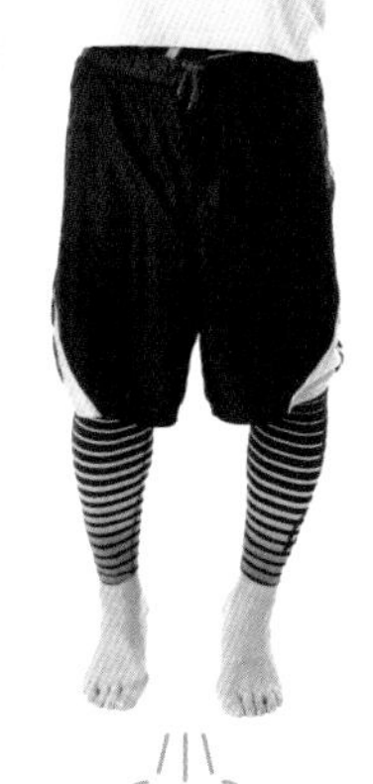

2 大きくジャンプ

腕を前に振り戻しながら、上に向かって大きくジャンプ。**1**～**2**の動作を5回繰り返しましょう。きつい人は最低3回。

目安は **5回**

下半身を鍛えるには 3セット

1で腰を沈めれば沈めるほど、下半身の筋肉を鍛えるトレーニングになります。できる範囲からはじめましょう。

※痛みなどがある場合は決して無理をしないでください。

Stretch

31

「表情筋トレ」

心に効く ＋ 筋肉に効く

こわばっている顔の筋肉を、遊びながら動かしましょう。表情筋がほぐれると、気持ちも落ち着きます。

右!

ひじを曲げ、手のひらを正面に向けて拳を握ります。まず、右手の人差し指を立てながら、右目下のほおを上に動かします。

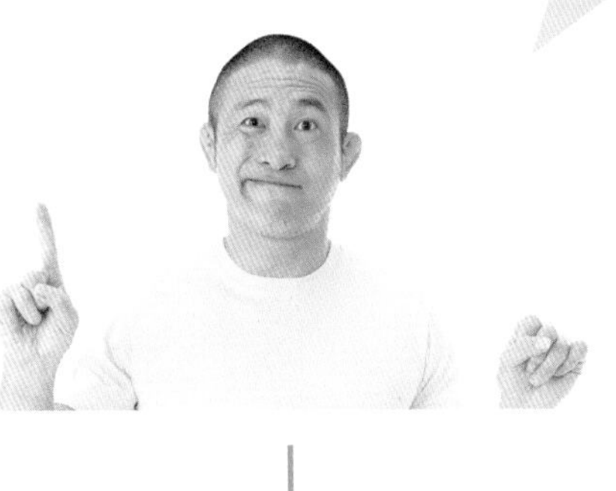

↓

左!

次に、左手の人差し指を立てながら、左目下のほおを上に動かします。右手の人差し指と右のほおは元に戻します。

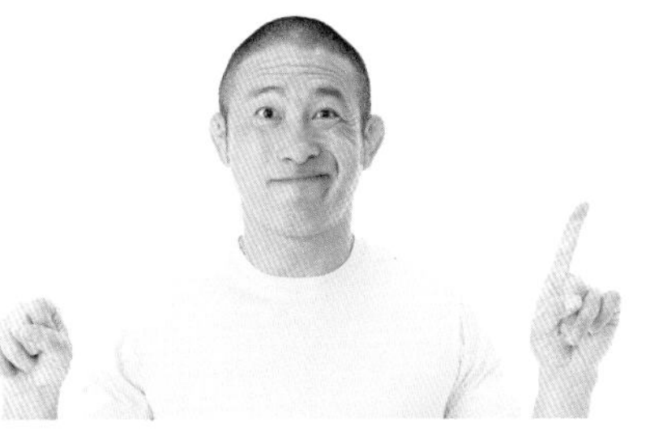

↓

同時に!

最後に、両手の人差し指を立てながら、両目下のほおを上に動かします。リズミカルに5回繰り返しましょう。

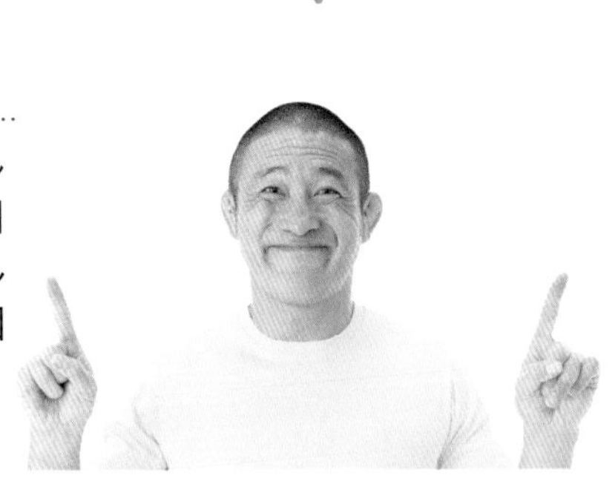

※痛みなどがある場合は決して無理をしないでください。

PART 4

ボコボコにへこんで沈んだ気持ちを切り替えるストレッチ

落ち込み改善には、とにかく体を動かしてセロトニンを増やす

ＰＡＲＴ４では、沈んだ気持ちを切り替えるストレッチを紹介します。

落ち込んで、何もやる気が起きなくなるのは、脳のストレス反応の最悪のパターン。ストレスのせいで脳のはたらきが悪くなり、無気力、無関心になっているのです。

原因のひとつは、セロトニンの分泌量不足。

実は、セロトニンは、体を動かすだけで分泌されるようになります。というのは、筋肉が動きはじめると、セロトニンの材料となるトリプトファンという物質が脳にどんどん送られるようになるからです。

ちなみに、うつの症状を改善する薬として代表的な「ＳＳＲＩ（選択的セロトニン再取り込み阻害薬）」は、セロトニンの量を増やすのが目的です。つまり、体を動かすことは、薬と同じくらい効果があるということなのです。

PART4のストレッチは
こんなときにオススメ！

- 仕事でミスしてボコボコにへこんでいる とき……。
- 大失敗から立ち直れない とき……。
- 成功のイメージがまったく持てない とき……。
- ネガティブなイメージばかり浮かんでくる とき……。
- 怖くなってドキドキしてくる とき……。
- 出かけるのがおっくうな とき……。
- 大切なものをなくして気持ちがどんよりしている とき……。
- 誰かにひどいことを言われて体が動かくなってしまっている とき……。
- 気持ちを切り替えられなくなっている とき……。
- 考えるのも面倒になっている とき……。

セロトニンと同じ効果のあるオキシトシンを
分泌するストレッチから、呼吸を利用するストレッチまで、
さまざまなシーンに合わせて活用してください。

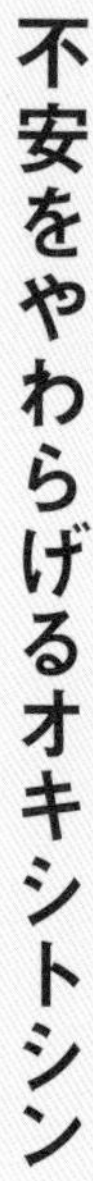

不安をやわらげるオキシトシン

ここまで何度も登場しているセロトニンは、幸せホルモンとして知られていますが、幸せホルモンには、もうひとつ代表的なものがあります。
それが、「オキシトシン」というホルモンです。

オキシトシンは、愛情ホルモンとも呼ばれることもあります。
なぜなら、**家族や恋人などの親しい人と話したり、手をつないだり、ハグしたりすることなどで分泌されるホルモン**だからです。
また、親しい人だけでなくても、人にやさしくしたり、ペットと触れ合ったりすることでも分泌されるといわれています。

オキシトシンにも、セロトニンと同じように、ストレスをおさえる効果があり、分泌量が多くなると気持ちが落ち着いてきます。
「セルフハグ」は、このオキシトシンを分泌する、ひとつの方法です。

Stretch 32 心に効く「セルフハグ」

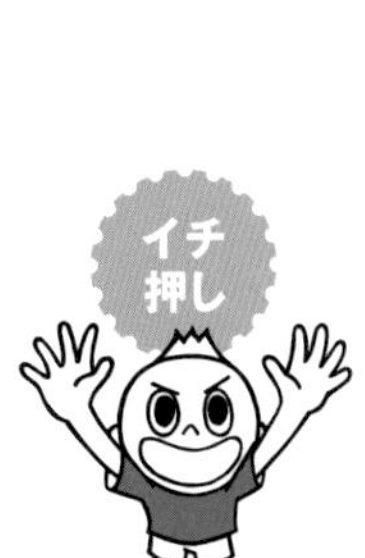

「セルフハグ」なら、ひとりでもオキシトシンを分泌できます。幸せモードに包まれましょう。

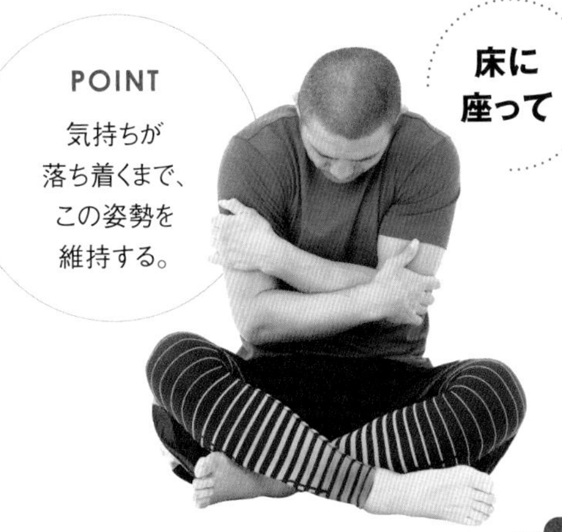

自分の腕で自分を抱きしめる

目安は **30秒**

床にあぐらをかいて座り、目を閉じ、自分の腕でぎゅっと自分を抱きしめましょう。目安の時間は30秒程度。立った状態でも、イスに座っていても、ひざまづいた状態でも、目を閉じて、自分をぎゅっと抱きしめると、同じ効果を得られます。

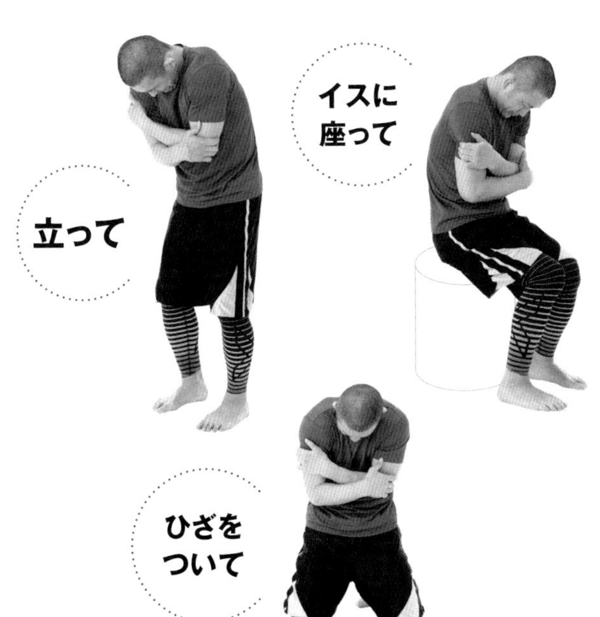

※痛みなどがある場合は決して無理をしないでください。

セロトニンを分泌するなら腹式呼吸

リズム運動がセロトニンを分泌するという話をしましたが、いつでもどこでも、座っていても、立っていてもできるリズム運動があります。

それが、腹式呼吸です。

呼吸には、肋骨の筋肉を使って空気を吸い込む「胸式呼吸」と、横隔膜を使って空気を吸い込む「腹式呼吸」があります。

心を落ち着かせる効果があるのは、腹式呼吸。

やり方のポイントは、**吸うときにはおなかを膨らませるようにして、吐くときにはおなかをへこませる**ことです。何度か繰り返していると、それだけで体の力が抜けリラックス状態になります。

腹式呼吸には、ストレスで活発になっている交感神経をやわらげ、副交感神経を優位にする効果もあります。「大の字脱力」や「ぐるーりほぐし」などの動きの少ない動作では、腹式呼吸を意識して行うようにしましょう。

Stretch 33

心に効く「大の字脱力」

大の字になって寝転がるだけで、副交感神経は優位になり、セロトニンもどんどん出てきます。

POINT
目は閉じて、目から入ってくる情報をシャットアウトする。

POINT
体のどこにも力を入れず、リラックスしてあお向けになる。

あお向けになって全身脱力

床の上に大の字になってあお向けになり、目を閉じます。その姿勢を、1分程度キープしましょう。

目安は 1分

※痛みなどがある場合は決して無理をしないでください。

Stretch 34

心に効く「視線戻し」

瞬間的に気持ちを切り替える方法が、3秒でできる「視線戻し」です。呼吸と合わせて行いましょう。

1 いったん上を見る

イスに座っていても、立っていても、やばいと思ったら、その瞬間に息を吸いながら上を見ます。

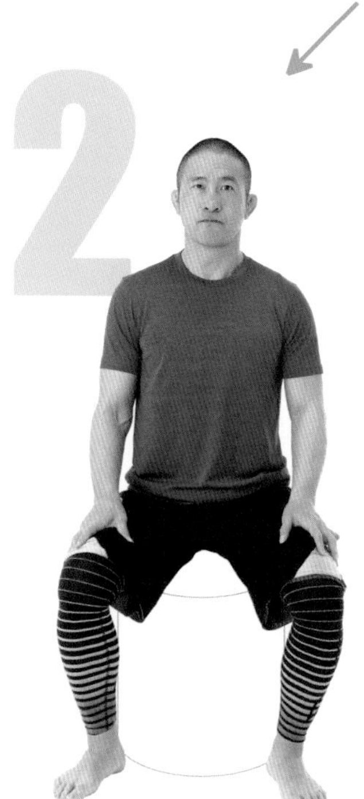

2 視線を戻す

上を見て1秒経過したら、息を吐きながら視線を元に戻しましょう。

目安は **3秒**

POINT

視線は左右に動かすのではなく、上方向に動かすようにすること。

※痛みなどがある場合は決して無理をしないでください。

Stretch

35

心に効く「ぐるーりほぐし」

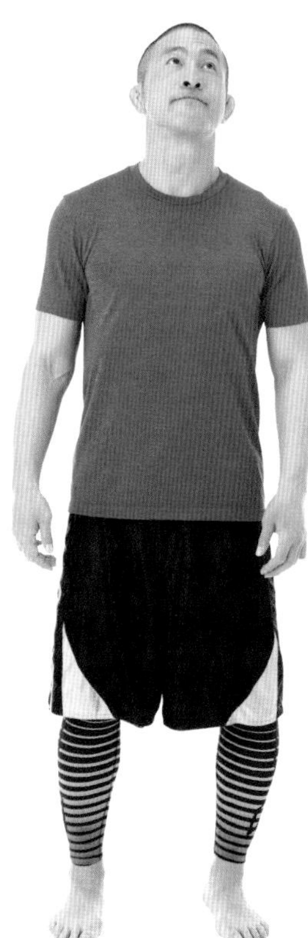

視線を止めながらぐるりと見渡す

少し目線を上げて遠くを見つめ、視線を移動させたらひと呼吸おき、30秒かけて右、左、上など、ぐるりと見渡します。

目安は
30秒

POINT
できるだけ遠くを見るようにすると気持ちが落ち着く。

POINT
視線の移動は急がず、ゆっくり行うこと。

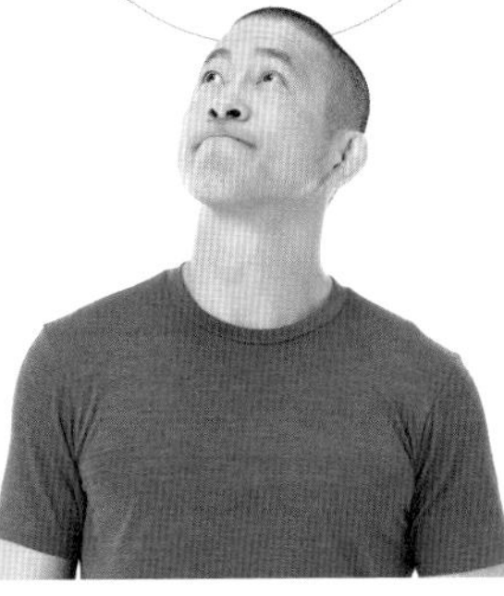

ゆっくり呼吸しながら、遠くをぐるりと見渡すだけで、副交感神経が優位になってきます。

※痛みなどがある場合は決して無理をしないでください。

Stretch
36

心に効く

「大山アキレス腱」

悪いイメージが頭から離れないときは、体を動かして気をそらしていると、徐々に頭から消えていきます。

POINT
運動している間は、常に顔を上げて上を向く。
POINT
後ろ足のかかとをつけて、しっかりアキレス腱を伸ばす。

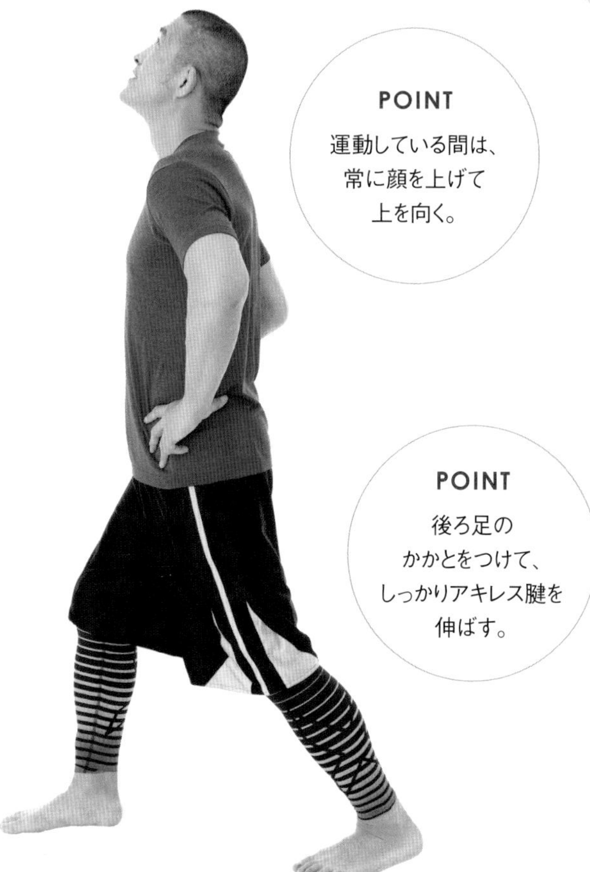

顔を上げ、上を向いたまま アキレス腱伸ばし

足を前後に開いて立ち、両手を腰に添え、顔を上げます。その姿勢でアキレス腱運動。10秒ずつ両足行いましょう。

目安は
左右10秒

※痛みなどがある場合は決して無理をしないでください。

Stretch 37

心に効く「邪念シャットアウト」

悪いイメージが頭から離れないときは、脳をだまして消す方法もあります。消えるまで続けましょう。

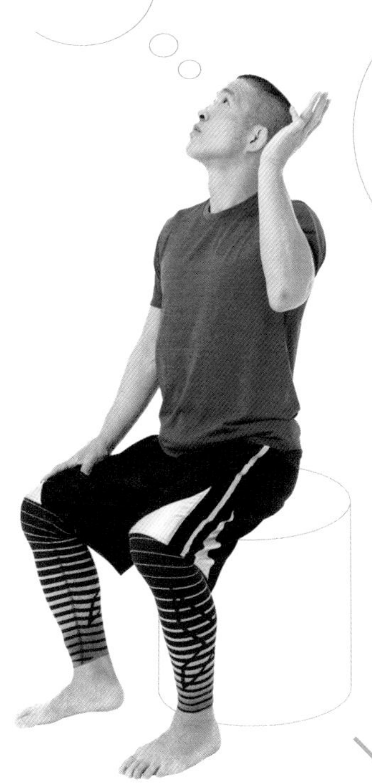

POINT
消し去りたいことをしっかりイメージすること。

1

イメージ!

イスに座り、顔を上げ、心を弱らせている原因を思い浮かべます。このとき、片方の手を顔の横に上げておきます。

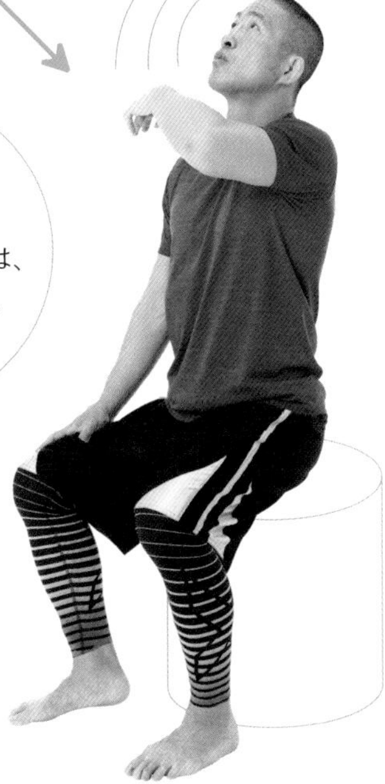

2

POINT
一撃で消えないときは、二度払ってもOK。

払う!

思い浮かべている悪いイメージを、息を吐きながら、顔の横に上げていた手でスパッと払います。

※痛みなどがある場合は決して無理をしないでください。

Stretch

38

「大山バランス1」

心に効く

目を閉じて、呼吸だけでなく、体の重心や重みにも意識を向けると、少しずつ冷静な気持ちが取り戻せます。

片足を上げて目を閉じて

立った状態で両手を左右に開き、目を閉じたら、片方の足を上げます。その状態を10秒キープしましょう。

目安は
10秒

POINT
右足10秒、
左10秒行っても
OK。

POINT
バランス立ちを
キープしているときは、
水平を維持する。

※痛みなどがある場合は決して無理をしないでください。

PART 5

緊張をほぐし、リラックスするストレッチ

心臓がバクバクするのは危険を回避する行動

PART5では、緊張をほぐすストレッチを紹介します。

人前で話したり、テストの本番になったり、試合になったりすると、心臓がバクバクしてきたり、口の中がカラカラになったり、筋肉がこわばったりすることがあります。こうした体の反応のほとんどは、ストレス反応によるものです。

恐怖や不安を察知した扁桃体が指令を出し、身を守ろうと体にエンジンをかけるため、**ノルアドレナリンとドーパミンが過剰に分泌され、交感神経も超活発になることで起きる現象**です。

解決するには、体を使ってノルアドレナリンやドーパミンの作用をおさえるセロトニンを分泌したり、副交感神経を優位にしたりすることがポイントです。

何度か同じシチュエーションで緊張状態をクリアできるようになると、そのシチュエーション自体をストレスと感じなくなります。

PART5のストレッチは こんなときにオススメ！

- 頭が真っ白になった とき……。
- 体がガチガチに硬くなっている とき……。
- 心臓がバクバクしてきた とき……。
- 緊張状態が長く続いている とき……。
- パニックになりそうな とき……。
- 眠れそうにない とき……。
- 頭がフリーズしてしまっている とき……。
- 数日前からプレッシャーを感じている とき……。
- 口の中がカラカラに渇いている とき……。
- スピーチを頼まれて体がぶるぶる震えている とき……。

脳のシステムを利用するストレッチから、
肩甲骨をゆるめるストレッチまで、
さまざまなシーンに合わせて活用してください。

緊張感は、気をそらすだけでやわらぐ

前頭葉には、短い時間だけ情報を保持し、同時に処理する機能があります。それが、「ワーキングメモリ」といわれるものです。

ワーキングメモリが処理しているのは、リアルタイムで起きている目の前のことだけ。つまり、緊張という**ストレス反応の原因となっている現象を遠ざけられれば、その瞬間に緊張が消える**こともあるということです。

わかりやすくいえば、気をそらす、ということです。

方法は簡単。例えば、指先で顔に触れたり、手や足をゆらゆらさせたりすることで、気をそらすことができます。**体を動かすとストレスがやわらぐのは、この「気をそらす」効果もあるから**です。

ただし、激しい運動で気をそらそうとすると、八つ当たりするようになってしまうという研究もあるので注意しましょう。

Stretch 39

心に効く「ポジティブ深呼吸」

イチ押し

正しい深呼吸の方法を身につけておくだけで、緊張したときに心を落ち着けられるようになります。

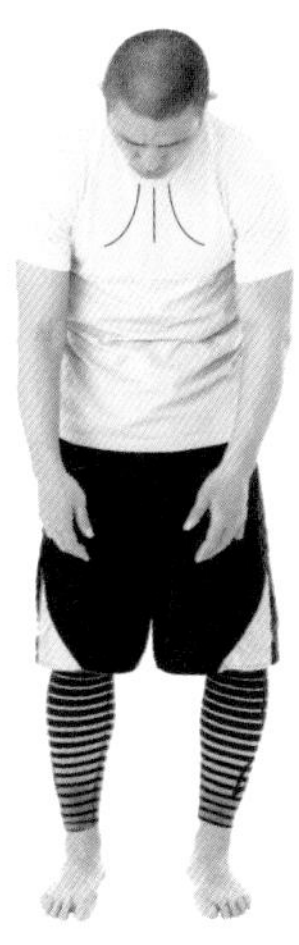

1 吐いて〜

深呼吸は立った状態でも、座った状態でも効果があります。まず、息をしっかり吐ききります。

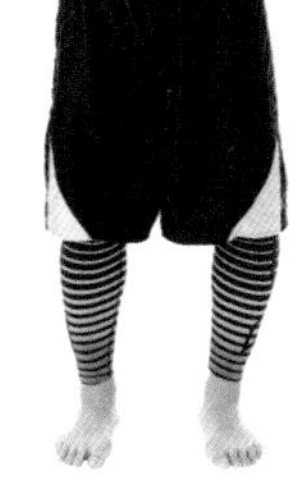

2 5秒かけて吸って〜

次に、腕を左右に開いて背筋を伸ばし、5秒かけて、鼻からゆっくり息を吸い込みます。息をおなかまで送り込んだら、2秒間息を止めます。

POINT

一度に
吐き出すのではなく、
少しずつ
ゆっくりと。

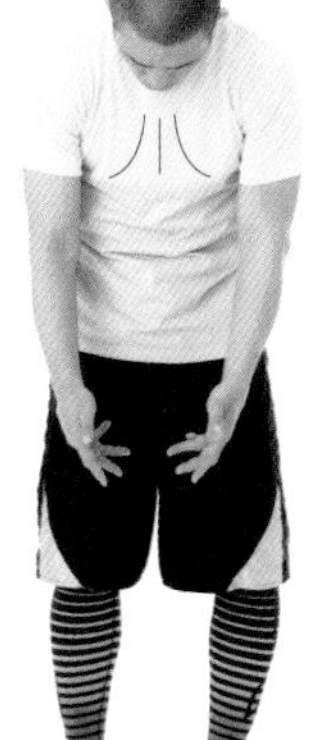

3 10秒かけて吐いて〜

次に、ふくらんだおなかを少しずつへこませながら、10秒かけて、口から息を吐き出します。**1**〜**3**を3回繰り返しましょう。

目安は **3回**

※痛みなどがある場合は決して無理をしないでください。

Stretch
40

心に効く 「救いの目線」

決めていた場所をじっと見る

緊張したり、頭が真っ白になったりしたときに見る場所をあらかじめ決めておき、そのときが来たら、10秒程度、そこを見ましょう。

目安は
10秒

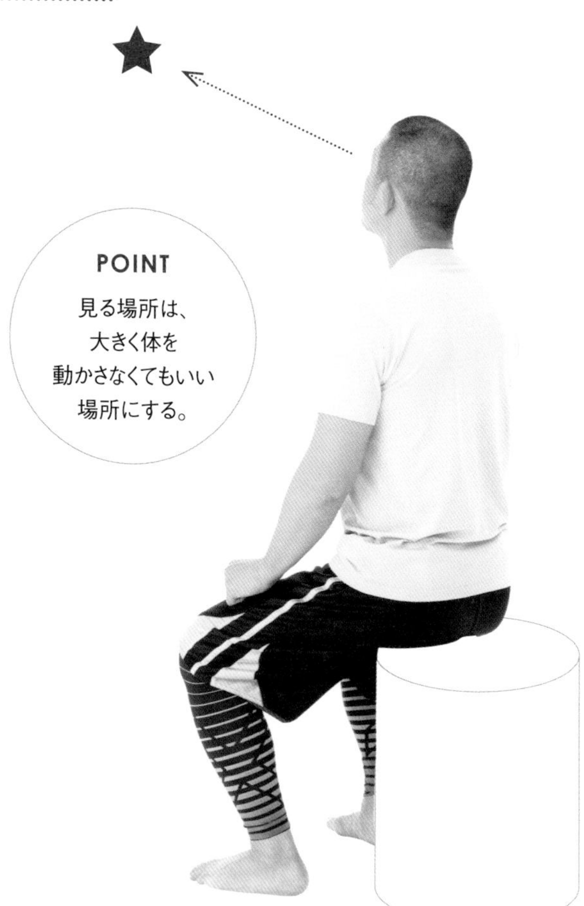

POINT
見る場所は、大きく体を動かさなくてもいい場所にする。

僕がリング上で闘っていたときは、パニックになりかけたら、コーナーポストを見ると決めていました。

※痛みなどがある場合は決して無理をしないでください。

Stretch

41

心に効く

「足ゆらゆら」

座って足を伸ばし、ただ、足をゆらゆらする。リズミカルな動作が副交感神経を優位にしてくれます。

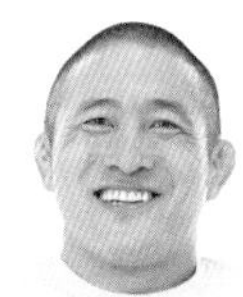

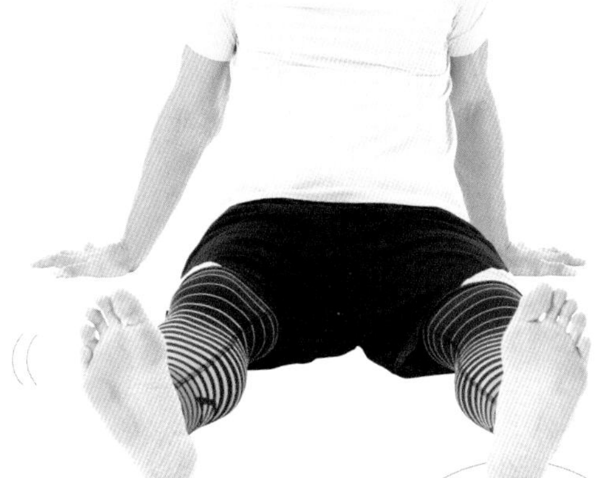

POINT

手をつくことで、足に余計な力が入らなくなる。

POINT

足の力を抜いて、足首からゆらゆらさせる。

足を投げ出してゆらゆら

床に座り、両足を前に投げ出し、両手を床につきます。足の裏を正面に向け、20秒程度、左右にゆらしましょう。

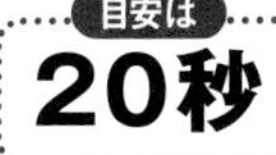

※痛みなどがある場合は決して無理をしないでください。

Stretch

42

心に効く

「ぶらぶらリラックス」

ただ、手をぶらぶらする。リズミカルに体を動かすだけで副交感神経が優位になり、心が落ち着きます。

※痛みなどがある場合は決して無理をしないでください。

POINT

肩の力を抜いて、全身リラックス。

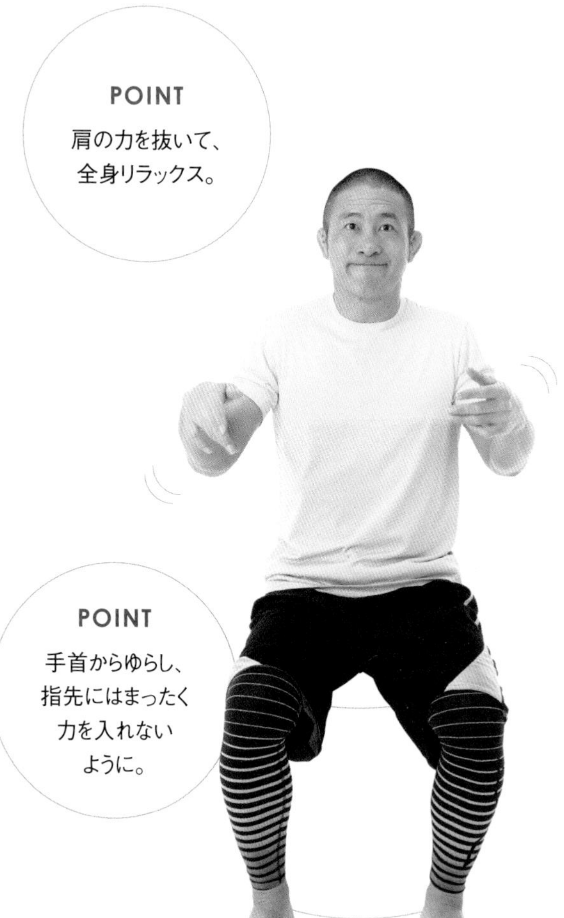

POINT

手首からゆらし、指先にはまったく力を入れないように。

何も考えず ただ、ぶらぶら

イスに座り、ひじを曲げ、手首から先を10秒程度ぶらぶらゆらします。3回繰り返しましょう。

目安は

10秒×3回

Stretch

43

心に効く

「ふんわり顔タッチ」

POINT

タッチする場所は、どこでもかまわない。

顔にやさしくタッチする

イスに座って、目を閉じ、両手の指先で顔にふんわりタッチします。10秒間くらい続けましょう。

目安は **10秒**

触れるか触れないかくらいでタッチすると、繊細な動作で集中しやすく、副交感神経も活性化します。

OK!

触れるか触れないかくらいでやさしくタッチする。

NG!

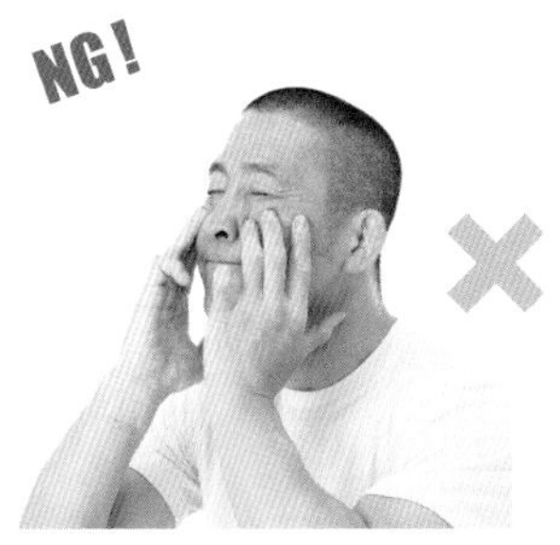

指先で押すように強くタッチすると、リラックス効果がなくなる。

※痛みなどがある場合は決して無理をしないでください。

リラックスしたいなら肩甲骨をゆるめる

緊張感をやわらげるストレッチとして、「心が強くなるストレッチ」がターゲットにするのは、肩甲骨です。

肩甲骨は、運動する習慣がない人だと、誰でも硬くなります。スマートフォンとにらめっこしたり、パソコン作業が続いたりする、体を動かさないライフスタイルだと、さらに肩甲骨はガチガチに硬くなります。

肩甲骨が硬くなると体全体の血流が悪くなり、自律神経が乱れる原因になります。また、筋肉の緊張状態が続く原因にもなります。

つまり、リラックスできない状態が続くということです。

逆に、**肩甲骨がよく動いて血流がよくなると、筋肉がほぐれ、副交感神経が優位になり、心も落ち着いてきます。**また、肩甲骨がほぐれると横隔膜がよく動くようになるため、深い呼吸もできるようになります。

Stretch

44

「ウェーブストレッチ」

心に効く ＋ 柔軟に効く

背中を使って波をつくりましょう。肩甲骨がやわらかくなると、自然なカーブを描けるようになります。

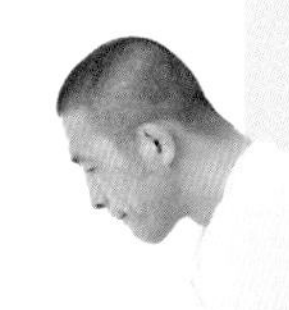

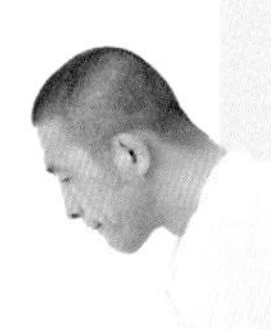

下から丸める

イスに座り、背中で波を描くイメージで、下からゆっくり丸めていきます。

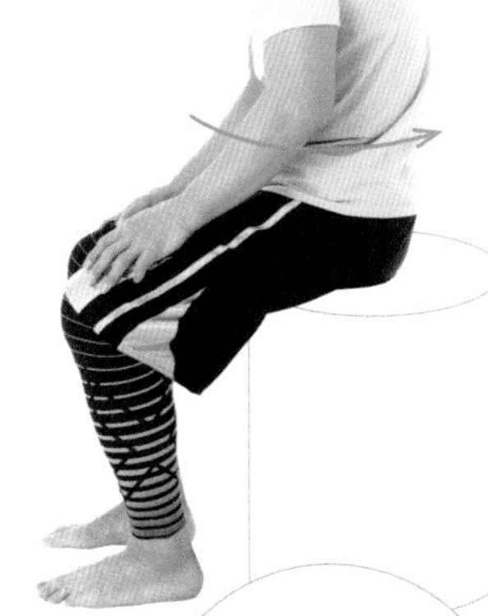

POINT

背中を使った波は、上から丸めて、下から伸ばしてもOK。

上から伸ばす

背中が丸まったら、上からゆっくり伸ばしていきます。5回繰り返しましょう。

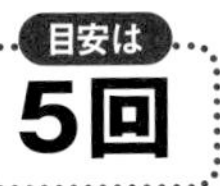

目安は 5回

肩甲骨をほぐすには 3セット

背中を丸めたり、伸ばしたりする動作を続けることで、肩甲骨がよくほぐれるストレッチになります。

※痛みなどがある場合は決して無理をしないでください。

Stretch 45

「全方位肩甲骨伸ばし」

心に効く ＋ 柔軟に効く

イチ押し

あらゆる角度から肩甲骨をゆるめるストレッチ。動作後は、ほぐれた背中を実感できます。

1

上から下へ

足を肩幅に開いて立ち、手のひらを前にして両腕を上に上げ、ひじを真下に引きます。3回繰り返しましょう。

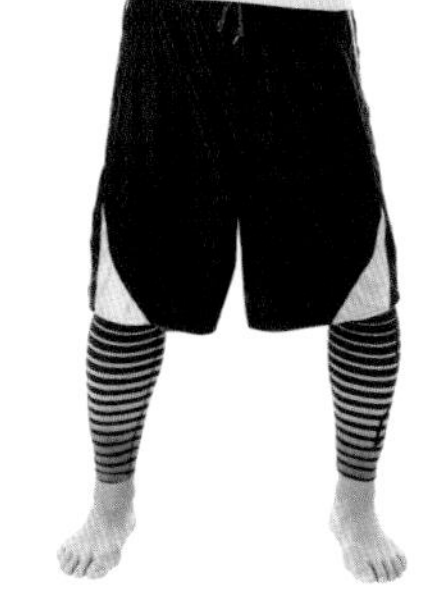

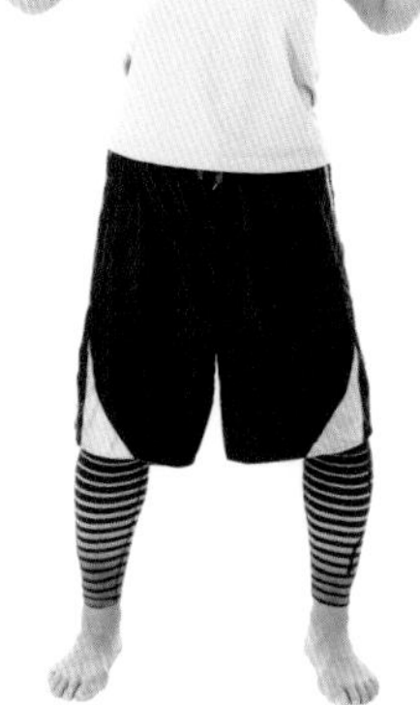

POINT

腕の上下の動作は、手のひらを正面に向けたまま行う。

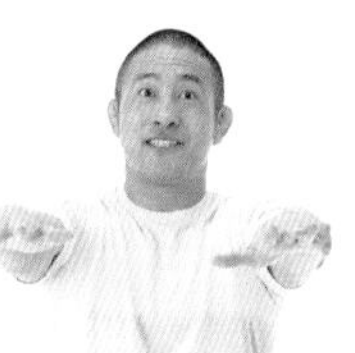
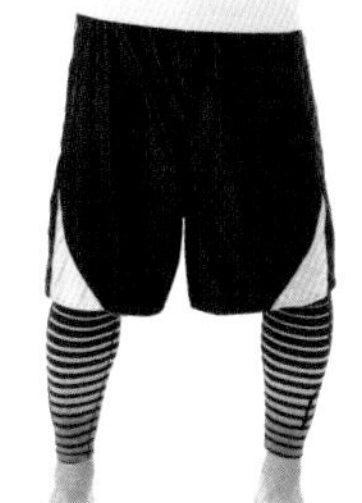

POINT

手のひらを下に向けたまま、床と平行に前後に動かす。

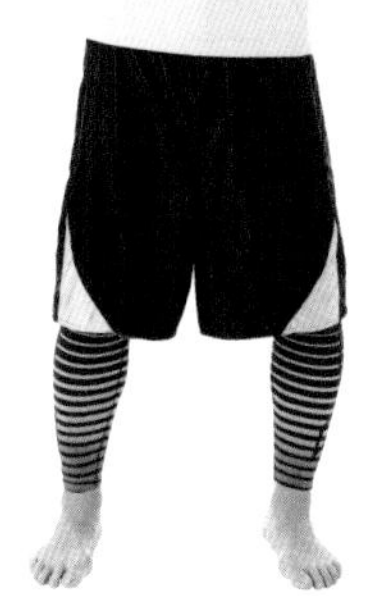

前から後へ

次に、手のひらを下に向けて腕を前に伸ばし、ひじを真後ろに引きます。3回繰り返しましょう。

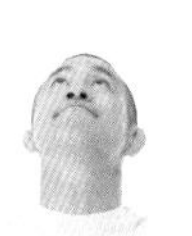

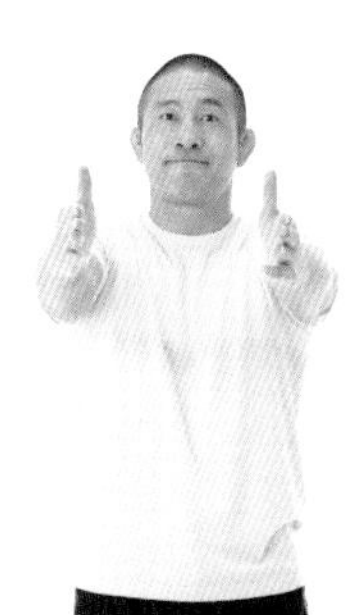
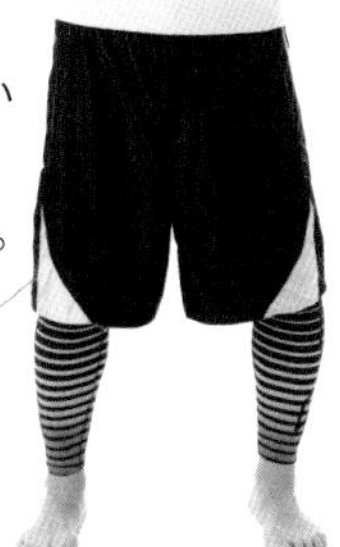
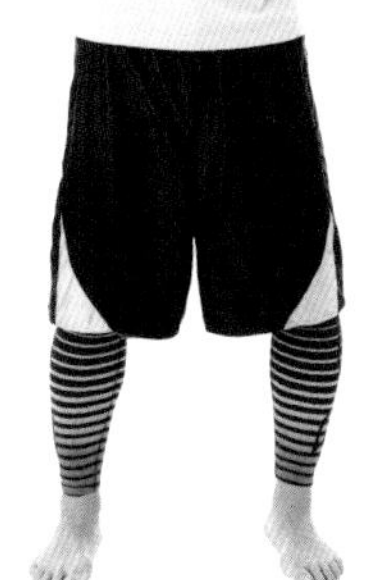

POINT

腕が下がらないように、床と平行に動かす。

前から左右に

次に、手のひらを内側に向けて腕を前に伸ばし、ひじを伸ばしたまま左右に開きます。3回繰り返しましょう。

目安は
各3回

肩甲骨をほぐすには 3セット

背中を上下させたり、寄せたりする動作を続けることで、肩甲骨がよくほぐれるストレッチになります。

※痛みなどがある場合は決して無理をしないでください。

Stretch 46

「波うち肩甲骨ほぐし」

心に効く ＋ 柔軟に効く

肩を上下に動かすだけの簡単な動作で硬くなっている肩甲骨がほぐれ、緊張感がやわらいできます。

※痛みなどがある場合は決して無理をしないでください。

1

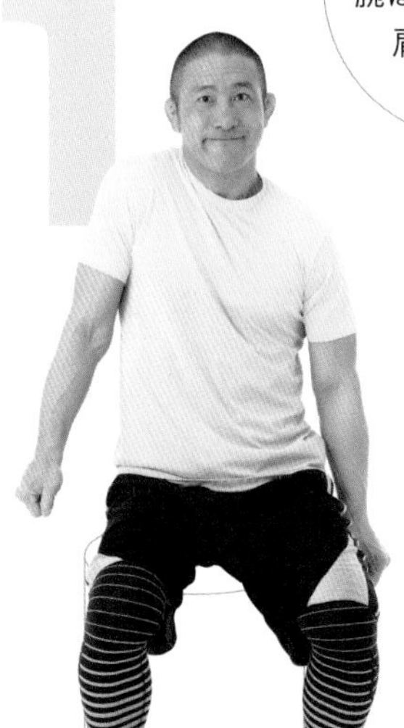

POINT
腕は伸ばしたまま、肩を上げる。

右肩を上げる

イスに座り、軽く拳を握って両腕を下に伸ばし、まず右肩を上げます。笑顔で行いましょう。

POINT
下半身の力は抜いて、肩を上下させるだけ。

2

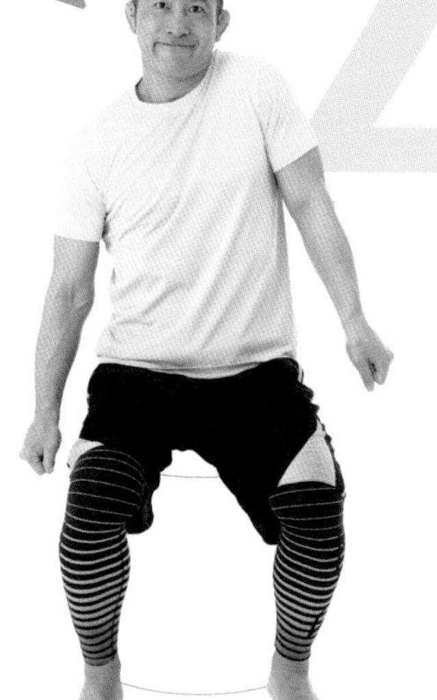

左肩を上げる

次に、左肩を上げます。**1**～**2**の動作を10回繰り返しましょう。動作中は笑顔で。

目安は
10回

肩甲骨をほぐすには　3セット

肩甲骨を上下に動かすことで、
肩甲骨がよくほぐれるストレッチになります。

全身をゆるめると、脳までリラックス

感覚器でもある筋肉が緊張していると、それが脳に伝わります。

脳に伝わると、扁桃体で筋肉の緊張がネガティブな情報としてとらえられ、ストレス反応でノルアドレナリンが過剰に分泌され、自律神経が活発になり、さらに緊張状態が続くことになります。

つまり、緊張状態から抜けられなくなるということです。

回避するには、**ネガティブ情報の脳への伝達をいったん遮断する**こと。

その方法として有効なのが、「漸進的筋弛緩法（ぜんしんてききんしかんほう）」。

これは、**筋肉の「強く活動すると、より弛緩する」という特性をいかしたリラックス法**です。やり方は簡単。

全身に力を入れた直後に、力を抜く。

それだけで、全身の筋肉の緊張がほぐれます。

筋肉がゆるむと、脳もリラックス状態になります。

Stretch 47

「全身解放ストレッチ」

心に効く ＋ 柔軟に効く

体が硬くなっていると気づいたら、筋肉の緊張が脳に伝わる前に、ほぐしてあげるようにしましょう。

※痛みなどがある場合は決して無理をしないでください。

1

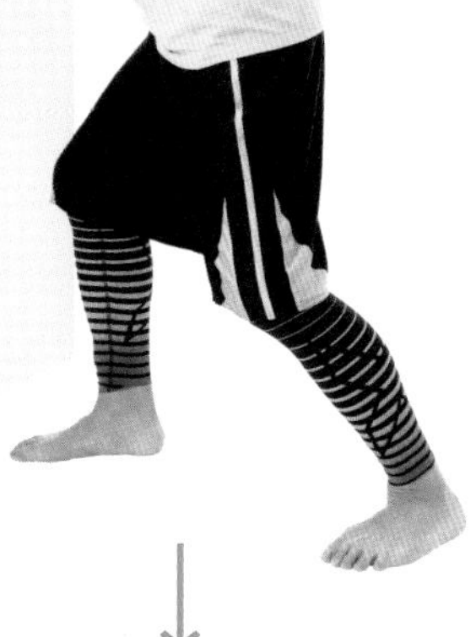

POINT
壁を押すときは全力で。軽く押すと効果なし。

力いっぱい壁を押す

壁に向かって両手をつき、力いっぱい5秒間押し続けます。

2

全身の力を抜く

壁から手を離してらくにします。3回繰り返しましょう。

目安は
5秒×3回

PART 6

集中力を高めるストレッチ

集中力は体を動かしてコントロールする

PART6では、集中力を高めるストレッチを紹介します。

まず、覚えていただきたいのは、**そもそも集中できないのが人間**だということ。だから、集中できないことに悩む必要はありませんし、それを頭で理解しているだけで、焦ることもなくなります。

人間が集中できないようになっているのは、外敵から身を守るためです。

はるか昔の話ですが、食べることに集中していてまわりが見えなくなっていると、あっという間に敵に襲われてしまう時代がありましたからね。

つまり、集中できないのが普通の状態、人間の本能なのです。

それでは、どうやったら集中力を高められるか。それには、**集中力を呼び覚ましてくれるノルアドレナリン、それを研ぎ澄ましてくれるドーパミン**の分泌を増やし、交感神経を活発にすることです。

PART6のストレッチは
こんなときにオススメ！

- 仕事や勉強をはじめてもボーっとしている とき……。
- 疲れていて集中できない とき……。
- ラストスパートをかけたい とき……。
- まわりがざわついている とき……。
- 集中力がプツンと切れた とき……。
- 短時間で決着をつけたい とき……。
- だらだらして集中力が途切れがちの とき……。
- 気持ちがそわそわ落ち着かない とき……。
- 投げやりになりかけている とき……。
- 気づいたら違うことを考えている とき……。

体の力を完全に抜いていったんリセットするストレッチから、
体を鍛えながら集中力を取り戻すストレッチまで、
さまざまなシーンに合わせて活用してください。

集中力は目で決まる

脳に入ってくる情報の8割は目からといわれています。

不安や恐怖などのネガティブな情報も目から入ってくることが多くなります。

集中力を高める方法のひとつは、目からの情報をいったん遮断してしまうことです。さらにすべての感覚まで遮断すると、集中力がより研ぎ澄まされてきます。

もうひとつの方法は、目のはたらきをよくすることです。

目のはたらきがよくなると、脳も心もスッキリします。これは、アメリカでは当たり前。日本ではなじみが薄いですが、眼科医とは別に、「オプトメトリスト」という目のはたらきをよくする専門家がいるほどです。

目のはたらきには、視力だけでなく、動くものを視る能力だったり、瞬間的に情報を得る能力だったり、幅広く見渡せる能力だったり、いろいろありますが、まずは**眼球をよく動くようにする**ことです。

眼球が上下左右柔軟に動くようになるだけで、集中力ややる気が出てきます。

Stretch

48

心に効く

「完全脱力」

目を閉じて全身の力を抜く

イスに浅めに座り、腕も足も投げ出します。上を向いたら目を閉じて、そのまま1分程度完全脱力しましょう。

目安は
1分

POINT
呼吸だけを意識して、できるだけ何も考えないようにすること。

POINT
どこにも力を入れないでいいポジションにお尻をおくこと。

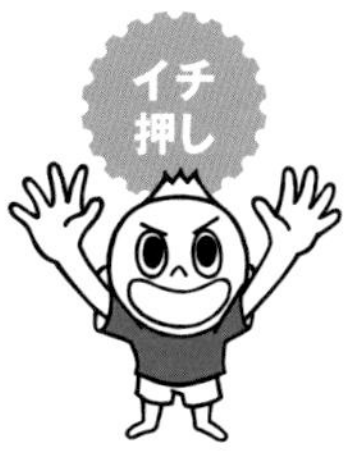

直前に1～2分間完全に脱力すると、パフォーマンスがアップすることが実証されています。

※痛みなどがある場合は決して無理をしないでください。

Stretch

49

「一点集中」

心に効く

大きな動きができないときや場所を移動できないときは、目だけを使って集中力を高める方法があります。

一点を
じっと見つめる

イスに座り、両手は太ももの上におきます。顔を上げて視点を定めたら、そのまま10秒間じっと見続けます。

目安は
10秒

POINT

背筋を伸ばして、
一点を見つめる。

※痛みなどがある場合は決して無理をしないでください。

Stretch

50

心に効く「眼球ストレッチ」

眼球を上下左右に動かす。目の動きに意識を向けるだけで集中力を取り戻せることがあります。

上

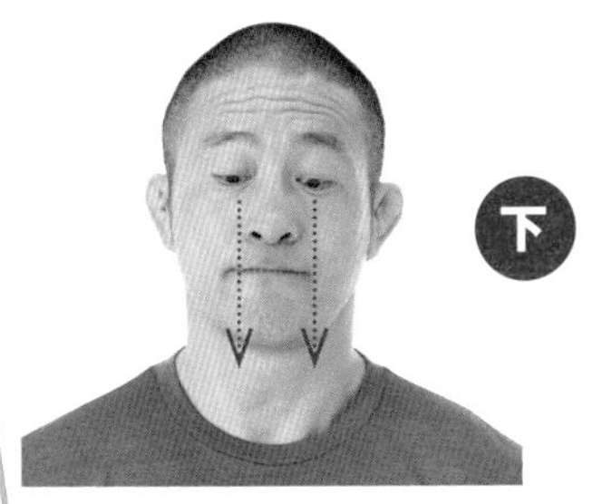

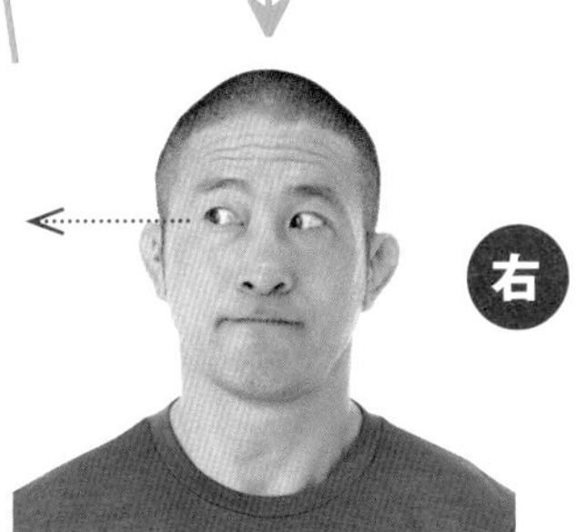

左

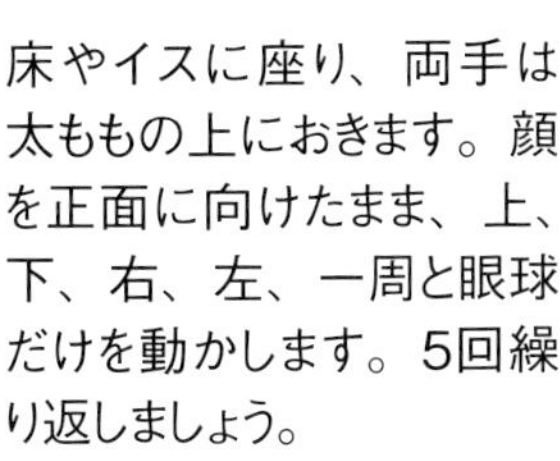

床やイスに座り、両手は太ももの上におきます。顔を正面に向けたまま、上、下、右、左、一周と眼球だけを動かします。5回繰り返しましょう。

目安は
5回

※痛みなどがある場合は決して無理をしないでください。

10分程度の有酸素運動で集中力が高まる

有酸素運動が脳のはたらきを高める話をしましたが、有酸素運動には集中力を高める効果もあります。

アメリカの研究によると、**10分程度の昇降運動で、集中力や記憶力が高まる**という報告があります。特に寝不足のような状態では、コーヒーよりも効果が高く、活力も得られるということがわかっています。

ポイントは、**心拍数が上がるくらいの負荷がかかる動作にすることです**。

その場で動作するなら、例えば、足踏みなら手を振って大きく足を上げる、正拳突きなら力いっぱい拳を突き出すなど、とにかく元気に大きな動きを心がけるようにしましょう。

オフィスビルや学校なら、階段を上り下りするのも効果的です。

体を動かした後に、少し息が上がるくらいになれば十分。しばらくすると、心も落ち着き、集中力がどんどん高まってきます。

Stretch 51

「ポジティブ正拳突き」

心に効く＋筋肉に効く

イチ押し

拳を突き出すことにだけに意識を向けて、空手の正拳突き。繰り返すだけで集中力がアップします。

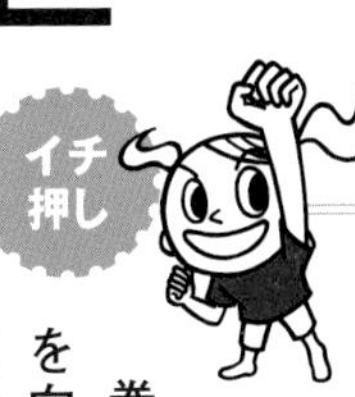

かまえ!

足を肩幅に開いて立ち、軽く拳を握ってひじを曲げ、手のひら側を上に向けます。顔は正面を向きます。

POINT
かまえた時点では、拳は軽く握っておくこと。

POINT
突き出す場所は、胸より高い場所を目標にする。

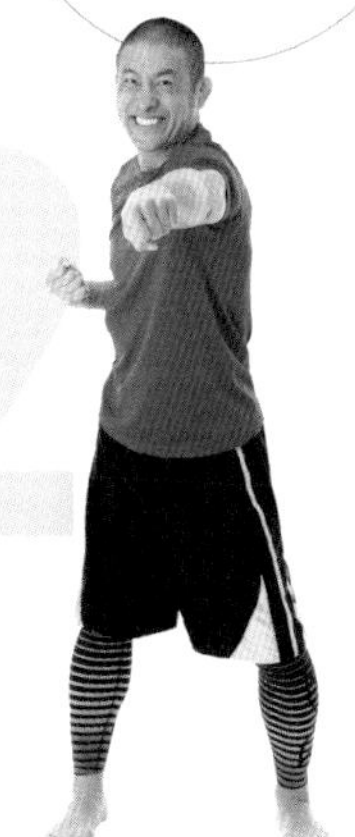

左!

拳を内側にひねりながら、左手を前に突き出します。同時に右ひじを後ろに引くと、力強い正拳突きになります。

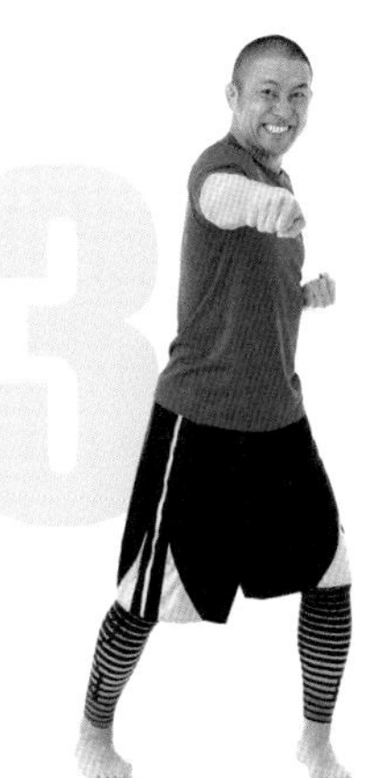

右!

次に、拳を内側にひねりながら、右手を前に突き出します。同時に左ひじを後ろに引きます。**1**～**3**を5回繰り返しましょう。

目安は **左右5回**

腕・肩を鍛えるには 3セット

上腕の筋肉を鍛えるだけでなく、姿勢を維持した動作を続けることで、体幹を鍛えるトレーニングにもなります。

※痛みなどがある場合は決して無理をしないでください。

Stretch 52

「足踏みしりとり」

心に効く＋筋肉に効く

足踏みとしりとりという2つの作業を行う（デュアルタスク）ことで、脳が活性化します。

POINT
しりとりを間違えても中断せず、次の一歩からまたしりとりをはじめる。
りんご
ゴリラ
ラジオ

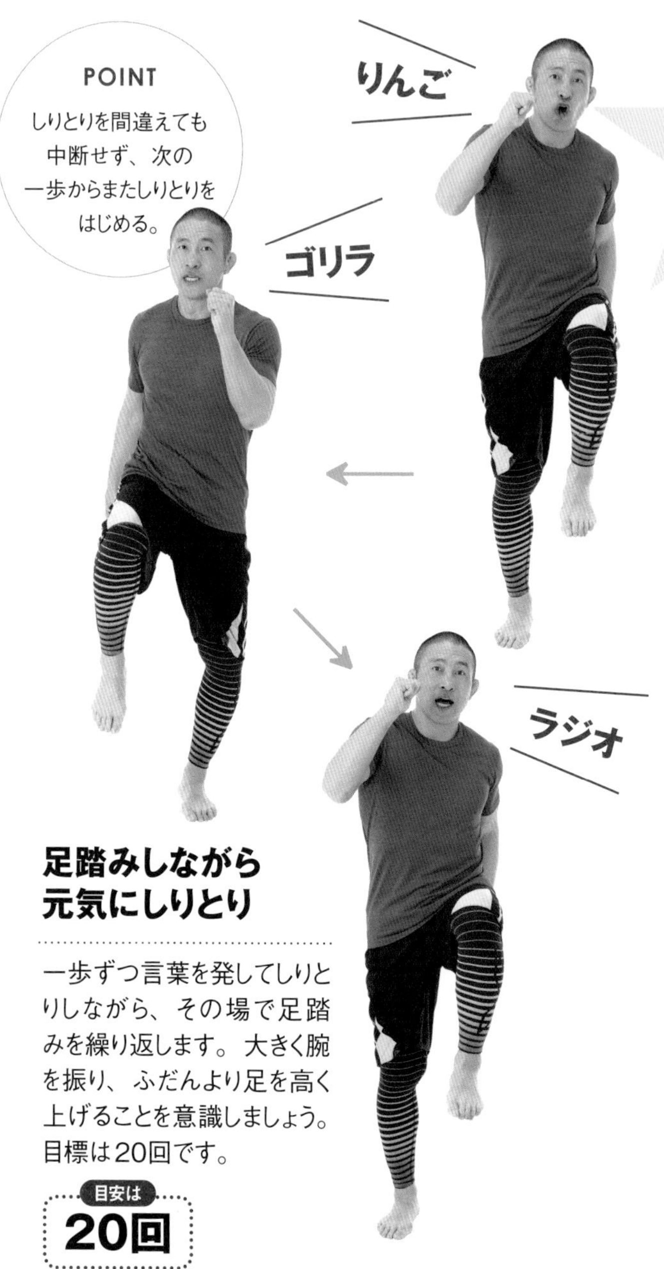

足踏みしながら元気にしりとり

一歩ずつ言葉を発してしりとりしながら、その場で足踏みを繰り返します。大きく腕を振り、ふだんより足を高く上げることを意識しましょう。目標は20回です。

目安は **20回**

心肺機能を高めるには　3セット

大きい動作を意識することで、十分な有酸素運動になります。スピードではなくリズムを大切にしましょう。

※痛みなどがある場合は決して無理をしないでください。

Stretch 53

「サムアップ&ピース」

心に効く

右手と左手を使ったデュアルタスク。左右違った動作を行うことで脳が活性化し、集中力が増します。

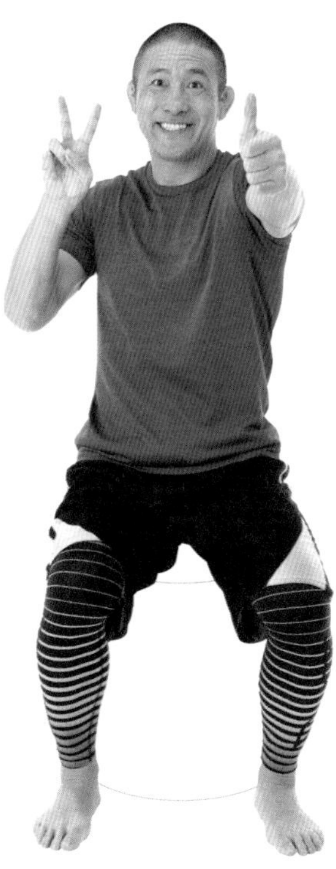

右ピース！

イスに座り、両手を上げ、まず、右手を引いてピースサイン、このとき前に出している左手はサムアップ。

POINT

顔はしっかり正面を向いて、背筋は伸ばして。

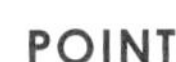

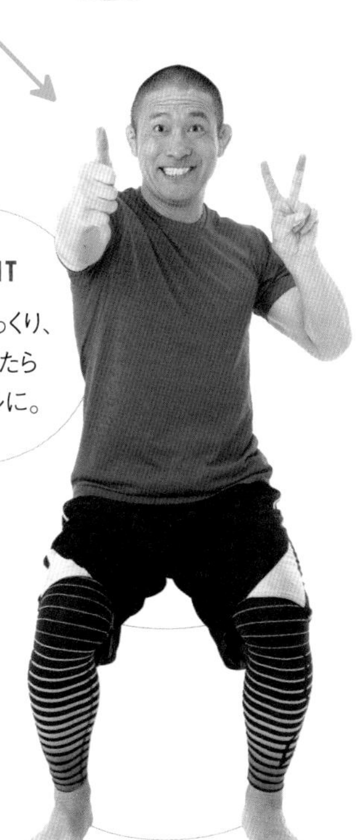

POINT

最初はゆっくり、慣れてきたらリズミカルに。

左ピース！

次に、左手を引いてピースサイン、右手は前に出してサムアップ。**1**～**2**の動作を5回2セット行いましょう。

目安は

5回×2セット

※痛みなどがある場合は決して無理をしないでください。

Stretch

54

心に効く「オッス肩ひじ伸ばし」

座っていても、立っていてもできる「オッス」。声を出しながら繰り返すと、さらに集中力がアップします。

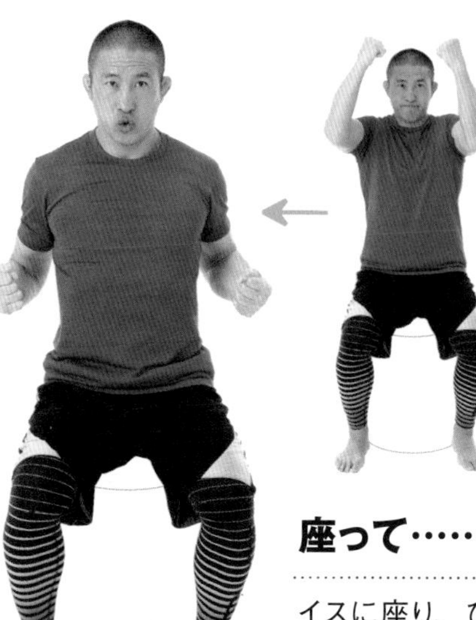

目安は 3回

座って……

イスに座り、ひじを曲げて腕を上げ、「オッス」と声を出しながら、ひじをわきに引き寄せます。3回繰り返します。

POINT

背筋は伸ばしたまま、拳を強く握り、力強く引き寄せる。

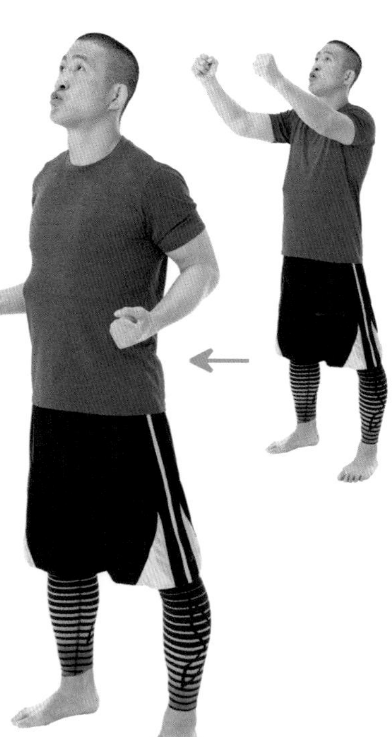

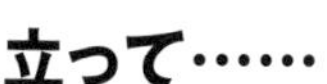

立って……

足を肩幅に開いて立ち、腕を上げ、「オッス」と声を出しながら、ひじをわきに引き寄せます。3回繰り返します。

目安は 3回

※痛みなどがある場合は決して無理をしないでください。

Stretch

55

「大山バランス2」

心に効く

脳をリラックスさせる効果があるバランス動作。冷静な心を取り戻すことで集中力を高めましょう。

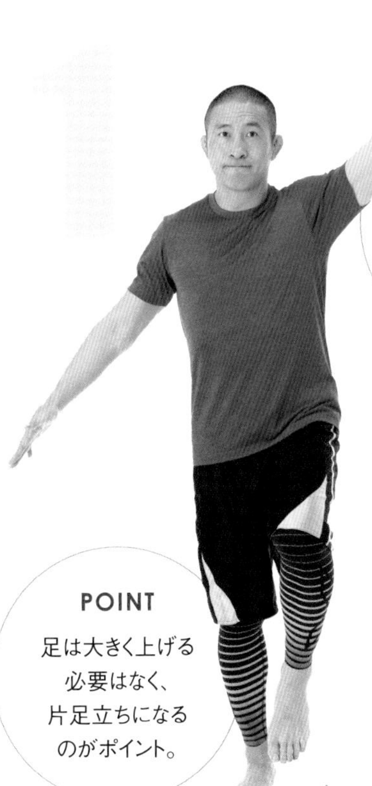

POINT
腕は上に伸びていればOK。手のひらを正面に向けておく。

片足でバランス

立った状態で両手を斜め上下に開き、上にある手の側の足を上げてバランスをとり、5秒キープします。

POINT
足は大きく上げる必要はなく、片足立ちになるのがポイント。

POINT
すねタッチで余裕がある人は、足首にタッチすると柔軟性アップ。

すねタッチ

足を浮かせたまま上体を倒し、床についている足のすねにタッチして**1**の姿勢に戻します。左右3回行いましょう。

目安は
左右3回

POINT
浮いている足は力を抜き、その動きは反動に任せる。

2

※痛みなどがある場合は決して無理をしないでください。

Stretch 56

「ポジティブガード」

心に効く ＋ 筋肉に効く

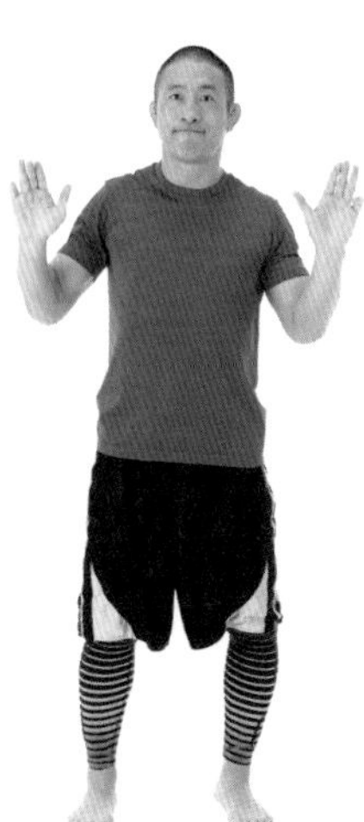

1

かまえる

足を肩幅に開いて立ち、手を肩の高さに上げてひじを曲げ、手のひらを正面に向けます。

2

左ガード！

手のひらを前に向けたまま右手を突き出し、同時に、左ひざを左ひじ目がけて上げます。この姿勢を5秒間キープしましょう。

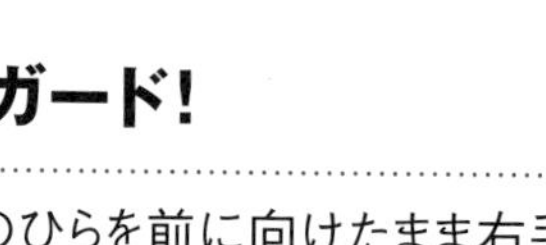

POINT

ひじを近づけるのではなく、ひざをできるだけ高く上げる。

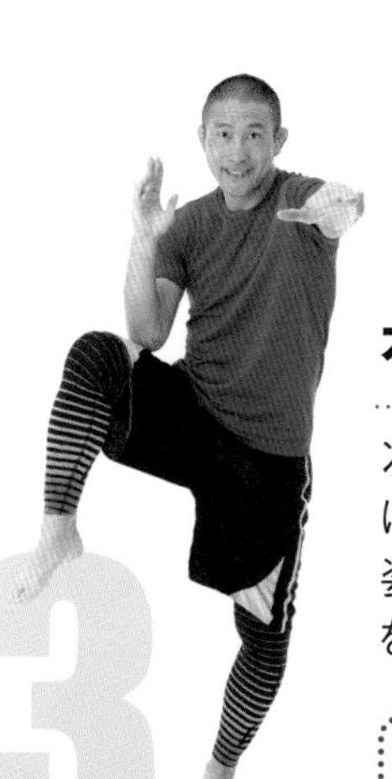

3

右ガード！

次に、左手を突き出し、同時に、右ひざを上げます。この姿勢を5秒間キープ。**2〜3**を5回繰り返しましょう

目安は **左右5回**

体幹を鍛えるには 3セット

ゆっくり力強く腕を引き寄せることで、上腕の筋肉を鍛えるトレーニングになります。

イチ押し

パンチとけりを同時に防御する動きは、シミュレーションしながら動くと、より集中力が高まります。

※痛みなどがある場合は決して無理をしないでください。

Stretch
57
「大山プランク」

心に効く＋筋肉に効く

おなかまわりに効く少しきつい動作ですが、体幹を強化しながら、集中力もアップします。

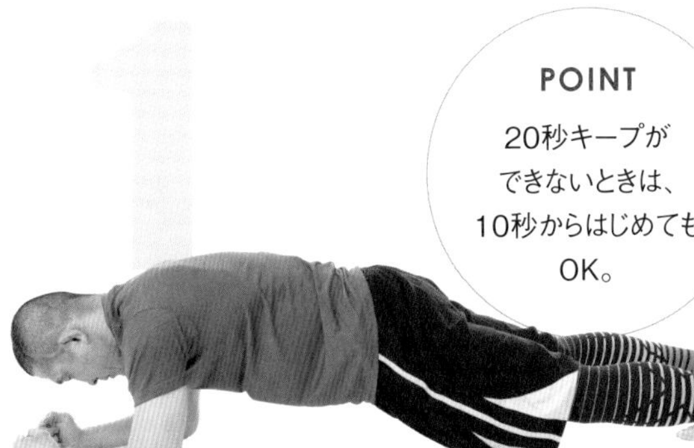

POINT
20秒キープができないときは、10秒からはじめてもOK。

20秒キープ

うつぶせの状態になり、両ひじと両足で支えて体を浮かせ、20秒キープします。

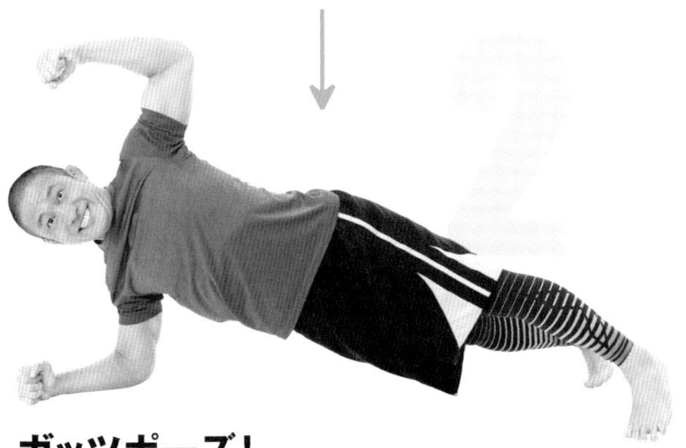

ガッツポーズ！

20秒キープしたら、片方のひじを上げて、ガッツポーズ。上げる腕はどちらでもかまいません。

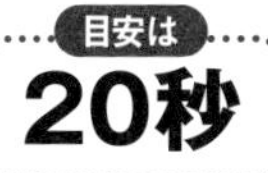

体幹を鍛えるには　3セット

プランクは体幹を鍛える基本トレーニング。キープする時間を長くすればするほど、強固な体幹が手に入ります。

※痛みなどがある場合は決して無理をしないでください。

Stretch

58

「ご機嫌スケーター」

心に効く＋筋肉に効く

しっかり負荷をかけた動作をすると、ノルアドレナリンやドーパミンが分泌され集中力が高まります。

1

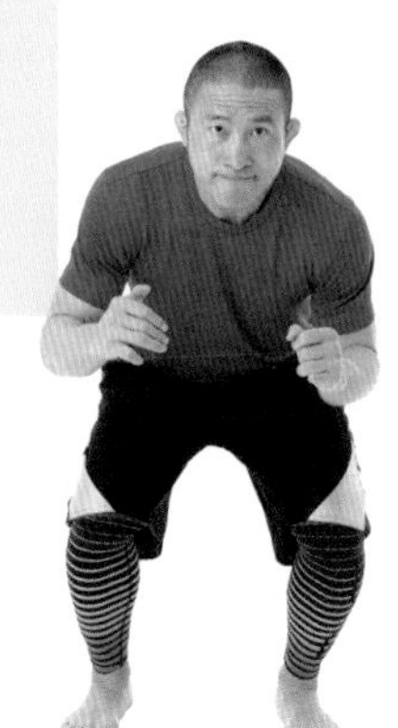

中腰になる

足を肩幅に開いて立ち、中腰になります。顔は正面を向き、腕は軽くひじを曲げておきましょう。

2

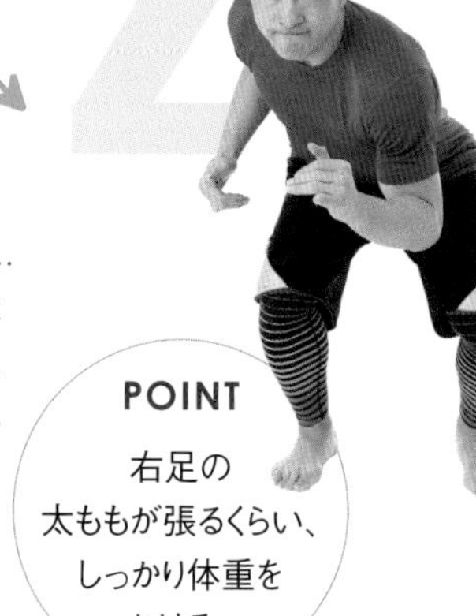

右に体重を乗せて

左手を前に出しながら、体重を右足に乗せます。重心が右に移ったら、その姿勢を5秒間キープしましょう。

POINT

右足の太ももが張るくらい、しっかり体重をかける。

3

POINT

左足の太ももが張るくらい、しっかり体重をかける。

左に体重を乗せて

次に、右手を前に出しながら、体重を左足に乗せます。重心が左に移ったら、その姿勢を5秒間キープ。**2**～**3**を5回繰り返しましょう。

目安は **左右5回**

下半身を鍛えるには 3セット

片方の足にしっかり体重を乗せると、太ももの筋肉を鍛えるトレーニングになります。きついときは1セットからはじめましょう。

※痛みなどがある場合は決して無理をしないでください。

Stretch

59

「ポジティブステップ」

心に効く ＋ 柔軟に効く

リズミカルに左右にステップすることで脳がリフレッシュされ、集中力が戻ってきます。

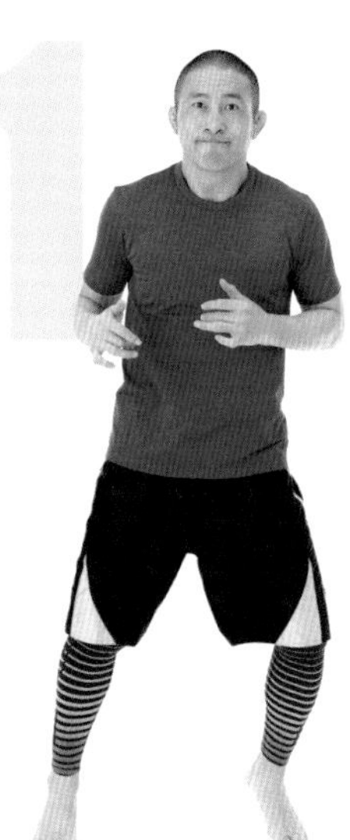

1 右ステップ！

足を肩幅に開いて立ち、ひじを軽く曲げます。まず、右に1歩ステップ。このとき、左足は浮いた状態になります。

POINT
動作中は、常に肩、腕の力は抜いておくこと。

2 左ステップ！

次に、左に1歩ステップ。このとき、右足は浮いた状態になります。

POINT
つま先で着地するとリズミカルな動作になる。

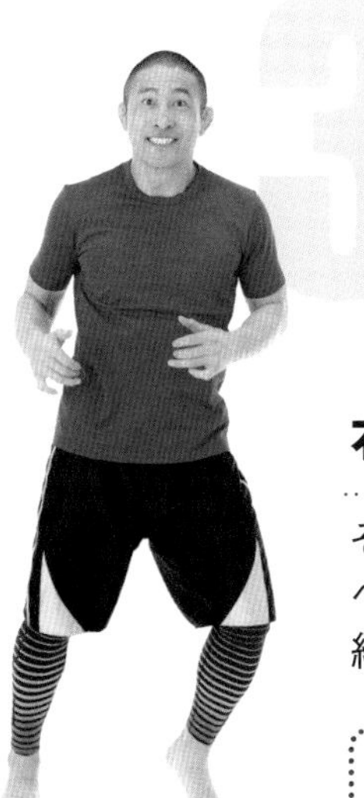

3 右ステップ！

そして、右に1歩ステップ。左右へのステップをリズミカルに20回繰り返しましょう。

目安は
20回

※痛みなどがある場合は決して無理をしないでください。

Stretch 60

「雑念払い股関節ほぐし」

心に効く＋柔軟に効く

柔道の基本動作の「足払い」を応用した方法です。繰り返していると、徐々に雑念が消えてきます。

1

手を上げて

足を肩幅に開いて立ち、左手を顔の横まで上げます。

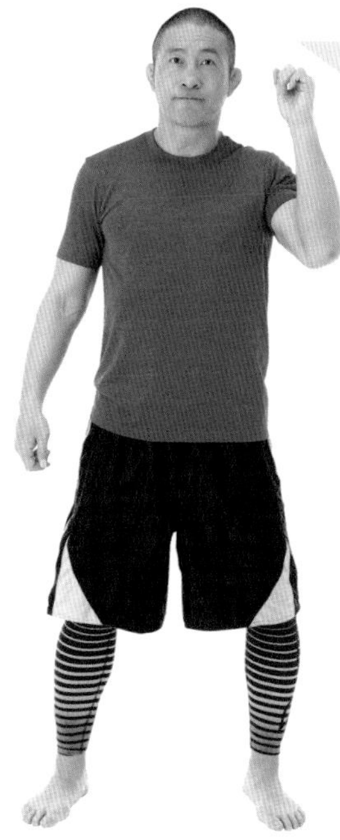

POINT

雑念を払うのが目的なので、軽く払い上げるだけで十分。

2

左払い、右払い

左足を右側に払い上げながら、右手を上に。次に右足を左側に払い上げながら、左手を上に。左右交互に5回繰り返しましょう。

目安は

左右5回

※痛みなどがある場合は決して無理をしないでください。

おわりに

僕が訪れる企業や学校でのファイトネスの研修は、いつもアウェー状態からはじまります。「元格闘家に何をやらされるの？」「最近、体を動かすことはほとんどないから怖いなあ」「運動苦手なのに、嫌だなあ」……。そんな視線が痛いほど飛んできます。僕は、そんな状況にすっかり慣れてしまいました。そして、研修が終わるころにはそんなネガティブな感情が吹っ飛んでしまうこともわかっています。

それは、体を動かすと、必ずといっていいほどみんな笑顔になるからです。

今回、「心が強くなるストレッチ」で紹介したのは、僕がファイトネスの研修で行っているストレッチをベースに、堀田先生の科学的なアドバイスに従って考案したものです。簡単な動作が多いので、みなさんもすぐにできると思います。

落ち込んだとき、元気がないとき、まずは体を動かしてみてください。それだけで心は変わります。このストレッチが、みなさんの心と体を明るく元気にするお役に立てれば、これ以上の幸いはありません。

大山峻護

科学的に証明された
心が強くなるストレッチ

発行日　2020年　8月　1日　第1刷
発行日　2020年　8月　3日　第2刷

著者　　堀田秀吾
　　　　　大山峻護

本書プロジェクトチーム
編集統括　　柿内尚文
編集担当　　舘瑞恵
編集協力　　洗川俊一
デザイン　　鈴木大輔、江﨑輝海、仲條世菜（ソウルデザイン）
写真　　森モーリー鷹博
イラスト　　石玉サコ
校正　　中山祐子

営業統括　　丸山敏生
営業推進　　増尾友裕、藤野茉友、綱脇愛、渋谷香、大原桂子、桐山敦子、矢部愛、寺内未来子
販売促進　　池田孝一郎、石井耕平、熊切絵理、菊山清佳、櫻井恵子、吉村寿美子、矢橋寛子、遠藤真知子、森田真紀、大村かおり、高垣真美、高垣知子
プロモーション　　山田美恵、林屋成一郎
講演・マネジメント事業　　斎藤和佳、高間裕子、志水公美

編集　　小林英史、栗田亘、村上芳子、大住兼正、菊地貴広
メディア開発　　池田剛、中山景、中村悟志、長野太介、多湖元毅
総務　　生越こずえ、名児耶美咲
管理　　八木宏之、早坂裕子、金井昭彦
マネジメント　　坂下毅
発行人　　高橋克佳

発行所　株式会社アスコム

〒105-0003
東京都港区西新橋2-23-1　3東洋海事ビル
編集部　TEL：03-5425-6627
営業部　TEL：03-5425-6626　FAX：03-5425-6770

印刷・製本　株式会社光邦

Printed in Japan ISBN 978-4-7762-1094-8